Pyrmont

für

Kurgäste

geschildert von

Hofrath Dr. Th. Valentiner,
Arzt daselbst.

Dritte vielfach veränderte Auflage.

Berlin.
Verlag von G. Reimer.
1876.

Vorwort.

Wenn ich in dritter, freilich veränderter, weil den veränderten Verhältnissen angepaßter, Auflage hiermit diese Blätter Pyrmonts Kur-Publikum zur Benutzung und Orientirung vorlege, so kann es nur mit tief empfundenem Danke geschehen für die Gunst, die den beiden ersten Auflagen in so reichem Maße zu Theil geworden ist und in der Hoffnung und mit dem Wunsche, daß sie auch der dritten nicht fehlen möge. Wenn ich auch diese Gunst meinerseits gern als eine unverdiente betrachte, so glaube ich doch fest, daß das Publikum die Treue hat lohnen wollen, die ich den im Vorwort zur ersten Auflage ausgesprochenen Principien bewahrt habe.

Dieses Vorwort begann so: Das alte Wort „Niemand kann zween Herren dienen," bewahrheitet sich auch, wenn wir es anwenden auf Brunnenschriften und Bücher über Bäder, an einer großen Zahl derselben. Wie oft ist es versucht worden, durch eine und dieselbe Schrift Aerzten Mittheilungen machen und Laien belehren und aufklären zu wollen! Und ist je ein derartiger Versuch wirklich gelungen? Ich glaube nicht, denn es liegt in der Natur der Sache, daß solche Bücher entweder für den ärztlichen Leser trivial und langweilig, oder für den Laien unverständlich, oder, wie es in der Regel der Fall ist, Beides zugleich werden. Deshalb habe ich geglaubt, das so oft vergeblich Versuchte, nicht meinerseits noch einmal versuchen zu dürfen, sondern mit diesen Blättern in populärer Sprache ausschließlich an den gebildeten Laien mich wenden zu müssen."

So schrieb ich vor 17 Jahren und so denke ich heute noch. Das Werkchen, welches ich in neuer Auflage dem Publikum vorlege, behandelt in seiner ersten Hälfte alles auf die Kur Bezügliche, während die kleinere zweite Hälfte sich mit dem beschäftigt, was sonst während eines Kuraufenthalts hier mit dem Fremden in Beziehung tritt. Während also der Leser im ersten Theil die Quellen, die Trink- und Badekur, ihrer Art und Weise wie ihrer Wirkung nach geschildert, die erforderliche Diät ihren Principien nach dargestellt, und die hier heilbaren Krankheiten durchaus populär skizzirt findet, habe ich mir angelegen sein lassen, im anderen Theile Aufklärungen zu geben über die hauptsächlichsten Verhältnisse allgemeinerer Natur, welche den hiesigen Kurgast interessiren können. Neben kurzen historischen Notizen, bei denen ich es mir zur Pflicht machen zu müssen geglaubt habe, minutiöses Detail zu vermeiden, habe ich versucht, in möglichst anschaulicher Weise den Ort und die Gegend zu schildern, und endlich sind die wichtigsten ökonomischen Verhältnisse besprochen, so daß ich der Hoffnung mich hingebe, es werde der Leser über die meisten sich ihm aufdrängenden Fragen in diesen Blättern Aufklärung finden.

Pyrmont, Frühjahr 1876.

Der Verfasser.

> Wenn man der heilbringenden Natur einen Tempel bauen wollte, so wüßte ich keinen schöneren Platz als Pyrmont, wo sie ihr innerstes Heiligthum eröffnet zu haben scheint, und aus demselben wundervolle Heilkräfte auf die Sterblichen ausströmt.
>
> Hufeland.

Erster Abschnitt.

Ueber die Stahlquellen und die Stahlkur.

Von den verschiedenartigen Mineralquellen, mit denen, wie kaum ein zweites im quellenreichen deutschen Vaterlande, unser Thal gesegnet ist, nehmen unstreitig den ersten Rang ein, und haben Anspruch an erster Stelle von mir genannt zu werden die Eisensäuerlinge, die Stahlquellen Pyrmonts.

Wenn ich nun bei der ziemlich beträchtlichen Anzahl von in Pyrmont zu Tage tretenden eisenhaltigen Quellen von minder wichtigen, zum Theil ganz außer Gebrauch gekommenen Stahlquellen und dem wenig gebrauchten Augenbrunnen absehe, so sind die drei hauptsächlichsten Stahlquellen Pyrmonts die folgenden drei:

1. Die Stahltrinkquelle, der Stahlbrunnen. Diese jetzt von gußeisernem Brunnenhause überdachte Quelle war schon in den ersten Jahrhunderten unserer Zeitrechnung von den Römern gekannt, wofür wir an späterer Stelle dieser Blätter nähere Beweise kennen

lernen werden und seit Jahrhunderten ist sie zur Trinkkur in Gebrauch; sie ist es, auf der der Ruhm Pyrmonts basirt ist, und die von unseren Vorfahren mit dem Namen heiliger Quell, „hyllige Born" belegt wurde.

2. Der Brodelbrunnen. Wenn man dem Stahlbrunnen den Rücken kehrt und aus dem Brunnenhause heraustritt, so gewahrt man sogleich zur Linken unter einem Glasdache dem Auge und Ohr als interessantes Phänomen durch sein Brodeln und Blasenwerfen sich darstellend den Brodelbrunnen, welcher in innigster Beziehung zu der reichlich 2 Fuß unter seinem Spiegel stehenden vorigen Quelle steht und auch, was die chemische Zusammensetzung anlangt, dieser außerordentlich ähnlich ist.

3. Die Helenenquelle, einige Schritte hinter dem letzten Hause der Bassinstraße rechterseits in einer grottenartig arrangirten Vertiefung gelegen, ist von diesen drei Quellen weitaus die ergiebigste, denn, während die Stahltrinkquelle 12 bis 15 Pfund Wasser in der Minute liefert, und der Brodelbrunnen 200 bis 250 Pfund, beträgt die Ergiebigkeit der Helenenquelle über 300 Pfund in der Minute. Dagegen erreicht die Helenenquelle an Gasreichthum nicht völlig den Brodelbrunnen, wenn auch der Gasreichthum noch immer ein sehr beträchtlicher ist und es sich nur um kleine Differenzen handelt, und was den Eisengehalt der Helenenquelle anlangt, so beträgt er nahezu die Hälfte von dem des Brodelbrunnens und der Hauptquelle; er verhält sich wie 36 : 74 und 77.

Indem ich nun in Nachstehendem die 1864 von Fresenius

angestellte Analyse der drei Stahlquellen zusammenstelle, bemerke ich, daß die Bestandtheile auf 1000 Theile Wasser berechnet sind, so daß also angegeben wird, wie viele Gramm oder Grammtheile in 1000 Gramm Wasser enthalten sind; ebenso wird für das kohlensaure Gas der Quellen die Bestimmung gemacht auf 1000 Theile aber auf Raumtheile Wasser, so daß gesagt wird, wie viel Cubikcent. Gas in 1000 Cubikcent. Wasser enthalten sind:

Es enthält:	Stahlbrunnen	Helenenquelle	Brodelbrunnen
Doppelt kohlensaur. Eisenoxydul	0,07707	0,03665	0,07438
Doppelt kohlens. Manganoxydul	0,00620	0,00345	0,00746
Doppelt kohlens. Kalk	1,04685	1,00374	1,24696
Doppelt kohlens. Magnesia . .	0,08021	0,07602	0,01270
Chlornatrium	0,15888	0,17436	0,18101
Chlorammonium	0,00210	0,00335	0,00286
Chlorlithium	0,00099	0,00071	0,00026
Schwefelsaures Natron	0,04192	0,03628	0,04359
Schwefelsaures Kali	0,01648	0,01530	0,01600
Schwefelsaure Magnesia	0,45329	0,49202	0,60406
Schwefelsauren Kalk.	0,79293	0,98015	0,86684
Schwefelsauren Baryt	0,00029	—	0,00031
Schwefelsauren Strontian . . .	0,00364	0,00433	0,00796
Salpetersaures Natron	0,00015	0,00059	0,00037
Phosphorsaurer Kalk	0,00005	0,00021	0,00038
Phosphorsaure Thonerde . . .	0,00008	0,00009	0,00029
Jodnatrium	0,00001	0,000001	0,000001
Bromnatrium	0,00009	0,00004	0,00007
Kieselsäure	0,03178	0,03103	0,03578
Summe der festen Bestandtheile	2,71308	2,85840	3,10135
Völlig freie Kohlensäure in C. C.	1271,05	1305,5	1323,72
Temperatur	12° C. = 9,6° R.	12,7° C. = 10,16° R.	12,7° C. = 10,16° R.

Wenn ich nun für den Leser, dem es doch nur auf die Hauptsachen ankommt, aus dieser großen Zahl ihm meist unbekannter Substanzen die beiden hauptsächlichsten, Eisen und Kohlensäure, herausziehe, so beträgt der Gehalt in 1000 Gramm Wasser:

an doppelt kohlensaurem	der Hauptquelle	des Brodelbrunnens	der Helenenquelle	
Eisenoxydul	0,077	0,074	0,036	Gramm
an freier Kohlensäure	1271	1323	1305	Cubikcent.

A. Die Stahltrinkkur.

Zur Trinkkur wird nur der Stahlbrunnen und die Helenenquelle, nicht aber der Brodelbrunnen verwendet und zwar wird in Fällen, wo entweder die Blutarmuth und das Eisenbedürfniß nicht so mächtig erscheint, oder in denen man dem Magen des Patienten in Betreff der Eisenverträglichkeit nicht so unbedingtes Vertrauen zu schenken Grund hat, die schwächere Helenenquelle, wenigstens für den Anfang der Kur, der Vorzug gegeben vor dem stärkeren Stahlbrunnen, dem man dagegen bei übrigens günstigen Nebenumständen stets den Vorzug giebt. Das Quantum, die Zahl der in viertelstündigen Pausen genommenen, sechs Unzen haltenden, Gläser variirt von durchschnittlich 3—4 solcher 1 Stunde vor dem ersten Frühstück genommenen Gläser; vielfach wird noch 1 Stunde vor dem Mittagessen 1 Glas, sowie auch hinreichend spät nach verdautem Mittagessen 1—2 Glas genommen. Uebrigens kann nur durch ärztliches Urtheil je nach dem individuellen Krankheitsfall und je nach der Weise, wie der

Brunnen vertragen wird, das zu nehmende Quantum des Brunnens bestimmt werden. Man wolle mir deshalb wenigstens innerliches Lächeln nicht verargen, wenn ich Kranke hier ankommen sehe mit der ärztlichen Verordnung, so und so viele Gläser in der ersten Woche zu trinken, bis zu einem angewiesenen Quantum oder bis zu einem bestimmten Tage zu steigen und dann in vorgeschriebener Weise zu sinken. So viel collegialischen Respekt ich habe für Notizen, die Kranke von ihrem Arzte mir mitbringen über den bisherigen Krankheitsverlauf, so dankbar ich bin für mitgetheilte Meinungen und Rathschläge über die Art der einzuleitenden Kur, so habe ich für solche auf Tage und Wochen mit auf den Weg gegebene Vorausbestimmungen durchaus kein Interesse.

In der Mehrzahl der Fälle wird die beiden Quellen innewohnende Temperatur von circa 10° R. bei der Trinkkur nicht gestört; wenn dagegen katarrhalische Zustände, Hustenneigung, Disposition zu Durchfällen, Magenschmerz u. s. w. vorliegt, so wird der in den genannten Hinsichten mitunter steigernd einwirkende kalte Brunnen erwärmt, eine Maßnahme, zu welcher man auch gewöhnlich greift, um durch Congestionen, Aufregungen, Herzklopfen 2c. mitunter sich bemerkbar machendem zu großen Gasreichthum etwas abzuhelfen. Bald setzt man — und hierzu greift man speciell bei katarrhalischen Zuständen — warme Molken, die wir vortrefflich aus Ziegenmilch jeden Morgen frisch von einem Appenzeller bereitet haben, oder heiße Kuhmilch, sowie auch frisch von der Eselin am Brunnen gemolkene Eselinmilch, dem Brunnen zu, oder man verdünnt ihn mit gewöhnlichem heißem Wasser, oder setzt das Glas mit dem Brunnen eine Weile in eine Wanne mit heißem Wasser. Alle diese Maßnahmen sind besser als die eine, wofür ich trotz vieler Bestrebungen in einer ganzen Reihe von Jahren die Protektion der Brunnenknechte nicht habe beseitigen können, die nämlich, einen Krug mit Stahlbrunnenwasser stets erwärmt zu halten und von diesem schauderhaft trübe und muddig aussehenden Wasser den Kurgästen zu ihrem kalten Trunke hinzuzugießen; aus solchem Wasser ist natürlich alles Eisen unwirksam aus der Lösung zu Boden gefallen, sowie auch alle Kohlensäure daraus entwichen ist. — Recht häufig wird sowohl der Helenenquelle wie dem Stahlbrunnen von unserer später ausführlicher zu besprechenden Kochsalzquelle zugesetzt, theils um chronischem Magenkatarrh und Dyspepsie entgegenzuwirken, theils um die den meisten Stahlquellen zukommende gelind anhaltende Einwirkung auf den Stuhlgang abzuschwächen. Entweder man trinkt die beiden Wässer gemischt oder nach einander und zwar Ersteres speziell dann, wenn es sich darum handelt, dem Gasreichthum des Stahlbrunnens oder der Helenenquelle gleichzeitig Abbruch zu thun.

Nicht nur an der Quelle, sondern auch fern von ihr an den verschiedensten, selbst fernsten Punkten des Erdballs wird das Pyrmonter Stahlwasser kurmäßig getrunken und man kann sich der Beruhigung dabei hingeben, daß bei der jetzigen Füllungsmethode das versendete

Pyrmonter Wasser keine oder fast keine Veränderungen erleidet. Wenn die Versendung bis jetzt fast nur den Stahlbrunnen betraf, so ist doch in den letzten Jahren auch der Anfang gemacht mit der Versendung der Helenenquelle, welcher, wenn mich nicht Alles täuscht, eine große Zukunft bevorsteht.

Um dem Leser, der vielleicht öfter in staunender Unkunde in früher Jahreszeit dem Füllungsgeschäft zugesehen hat, einige Einsicht in dasselbe zu gewähren, sei es mir gestattet, wenige Zeilen darüber hier einzuschalten: Das in den Stahlwässern befindliche kohlensaure Eisenoxydul ist nicht als einfach sondern als doppelt kohlensaure Verbindung im Wasser löslich; deshalb hat unser kohlensaures Eisenoxydul die Kohlensäure zum unerläßlichen Verbündeten, denn nur Wässer, welche Kohlensäure enthalten, sind im Stande das kohlensaure Eisenoxydul zu lösen; hieraus darf man aber nicht schließen — und dieser falsche Schluß ist früher vielfach gemacht worden — daß das Wasser, so lange es einen reichen Gehalt an Kohlensäure conservirt hat, auch sein Eisen gelöst enthalte. Man kann im Gegentheil manche Flasche schlecht gefüllten Eisenwassers finden, die beim Entkorken reichen Gehalt an Kohlensäure zeigt, und wo doch alles Eisen aus der Lösung verschwunden ist, denn neben der befreundeten Kohlensäure hat unsere Eisenverbindung einen Feind, der dieselbe auf Schritt und Tritt verfolgt und das ist der Sauerstoff der Luft. Er wirkt, wo er mit doppelt kohlensaures Eisenoxydul enthaltendem Wasser in Berührung kommt, oxydirend auf das Eisen ein, das Eisenoxyd kann dann nicht mit Kohlensäure verbunden bleiben, und es scheidet sich unlösliches Eisenoxydhydrat ab. Um diese Einwirkung des Sauerstoffes nun fernzuhalten, wird beim Füllen zunächst die atmosphärische Luft der Flasche ausgetrieben dadurch, daß die zu füllenden Flaschen vorläufig mit Eisenwasser unter dem Spiegel des Brunnens gefüllt werden, und dann wird die durch ein Leitungsrohr von der Oberfläche des Brodelbrunnens zum Füllungsraum geleitete Kohlensäure so benutzt, daß die mit Eisenwasser gefüllten Flaschen über Kopf auf die Ausmündungsröhre der Kohlensäure gestülpt werden, so daß man zum definitiven Füllen nicht Luft sondern Kohlensäure enthaltende Flaschen hat; in den für den Kork bestimmten Raum wird schließlich auch Kohlensäure vor Eintreibung des Korks eingeführt. — So viel Mühe läßt man sich nicht verdrießen, um dem für Trinkkuren versendeten Wasser seinen Eisengehalt zu erhalten. Und müssen wir zum Schluß dieses Abschnittes über die Stahltrinkkur es noch einmal aussprechen, daß, wenn der Gasgehalt auch nicht gering zu schätzen ist wegen seines anregenden Einflusses auf die Verdauung und wegen seiner mildernden Einwirkung auf den dintenhaften Geschmack des Stahlwassers, die Hauptbedeutung und Wirkung der Stahltrinkkur in dem Eisengehalt des Wassers culminirt. Und so hat man denn auch Grund nicht allzu moquirend es anzuhören, wenn Kurgäste über den Eisengehalt verschiedener Quellen sich streiten und dabei oft allerlei Wunderbares vorbringen. Die Sache ist eigentlich recht einfach und klar: Nicht immer ist das Stärkste in dieser Hinsicht auch das Beste, es giebt Fälle genug, in denen eine Quelle von geringerem Eisengehalt einer starken vorzuziehen ist, aber es giebt auch Fälle, wo die stärksten Quellen dem verordnenden Arzte die erwünschtesten sein müssen, und darum müssen sie gekannt sein. Einen recht starken, fast gleichen Eisengehalt findet man nur bei den Stahlbrunnen von Schwalbach, Pyrmont und Driburg; ich lasse die Zahlen der neuesten Analysen für mich sprechen: 0,083 für Schwalbach, 0,077 für Pyrmont und 0,074 für Driburg. Wenn man nun aber in gleiche Linie, was den Eisengehalt anlangt, mit den genannten stellen will St. Moritz und Franzensbad, so stimmt dies nicht mit der Wahrheit und Genauigkeit, wie aus folgenden Zahlen zu entnehmen ist. Die stärkste Quelle von St. Moritz (die neue Quelle) enthält 0,038, die Franzensquelle von Franzensbad 0,041.

B. Die Stahlbadekur.

Wenn wir absehen von dem nur circa 12 Pfund in der Minute betragenden Quantum, welches der Stahlbrunnen liefert, so wird der Hauptsache nach das Wasser zu den Stahlbädern von der Helenenquelle und dem Brodelbrunnen geliefert. Erwägen wir nun, daß zu jedem Bade zwischen 20 und 24 — nehmen wir also im Durchschnitt an 22 — Cubikfuß Wasser erfordert werden und daß auf der Höhe der Saison 500—600 Stahlbäder am

Tage genommen werden, so darf erwartet werden, daß die genannten beiden Quellen ein sehr beträchtliches Wasserquantum liefern müssen. Nun nannte ich vorhin bereits bei der Einzelaufführung der Quellen das in der Minute gelieferte Quantum des Brodelbrunnens 200—250 und das der Helenenquelle über 300 Pfund; wir haben also mit dem kleinen Quantum des Stahlbrunnens in runder Summe 600 Pfund in der Minute; dies macht für die 1440 Minuten von Tag und Nacht 864000 Pfund. Da nun das Bad 22 Cubikfuß Wasser erfordert und der Cubikfuß 50 Pfund wiegt, so werden 1100 Pfund Wasser zu jedem Bade verbraucht, und es reichen somit die von unseren beiden Quellen in 24 Stunden gelieferten 864000 Pfund hin, um reichlich 700 Bäder zu liefern. Ich möchte den Stahlbadeort Deutschlands kennen, der entfernt auch nur eine gleiche Quantität Stahlwassers aufzuweisen hätte. Es hat gewiß seine guten Gründe, wenn man an anderen Orten die Badewannen klein wie die Särge gemacht hat und wenn man von Orten hört, an denen Kranke 8—14 Tage warten müssen, ehe sie ein Stahlbad erlangen können. Es ist nicht zu verkennen, daß die Pyrmonter Stahlbadewannen luxuriös groß sind, und daß, wenn einmal wirklicher Wassermangel sich geltend machen sollte, man viel Wasser sparen könnte, wenn die Wannen um ein Drittel verkleinert würden. Jedenfalls können die Kurgäste sich vollständig beruhigen, daß ein Hinzuthun von süßem Wasser hier nicht nöthig ist.

Die chemische Beschaffenheit des Stahlbadewassers

anlangend, so haben wir bereits bei der Trinkkur des Eisengehaltes gedacht, und haben wir, was die Größe des Gehaltes anlangt, nicht noch einmal darauf zurückzukommen. Nur möchte ich dem nichtärztlichen gebildeten Leser gegenüber in Betreff des Eisengehaltes des Stahlbadewassers es hier aussprechen, daß die Wissenschaft keinen Grund und keinen Beweis besitzt für die Annahme, daß die Heilwirkung der Bäder von einer Aufnahme ihres gelöst enthaltenen Eisens in die Säftemasse des Badenden abhängig sei. Die Wissenschaft sieht zur Zeit als das eigentlich Wirksame in diesen Bädern das zischende und brausende Element der freien Kohlensäure an, von welchem Gase die Röthung und das prickelnde Wärmegefühl der Haut bedingt wird. Von dieser ersten Einwirkung auf die Hautnerven geht die Gesammteinwirkung auf das Nervensystem und davon in zweiter Linie die Heilung so mancher Nervenkrankheiten aus. Deshalb legen wir einen so hohen Werth auf den großen Gehalt unserer beiden Quellen an freier Kohlensäure: 1305 Cubikcentimeter für die Helenenquelle und 1323 für den Brodelbrunnen in 1000 Cubikcentimeter Wasser. Deshalb legt die Verwaltung ein so großes Gewicht darauf, diesen Gasgehalt bei der Bereitung der Bäder dem Wasser zu erhalten.

Nur ein kurzes Wort darf ich meinem bei Geduld zu erhaltenden Leser gegenüber mir gestatten über die Zubereitung der Stahlbäder. Durch in der Erde liegende Röhren wird das Wasser den sorgfältig überdeckten Reservoirs zugeführt, das hierin gesammelte Wasser zu den Wannen geleitet und in ihnen erwärmt durch heiße Dämpfe in gewundenen dem Winkel zwischen Wannenwand und Boden anliegenden Röhren. Bei dieser Erwärmung, welche innerhalb weniger Minuten geschieht, bleibt dem Wasser seine Klarheit und dreiviertel seines Gasgehaltes erhalten. Auf diese Weise ist nun ein Gasreichthum der Pyrmonter Stahlbäder erreicht, daß ich sicher nicht zu viel sage, wenn ich behaupte, bessere Stahlbäder existiren nirgends. Noch möchte ich an dieser Stelle einen Irrthum berichtigen, der von Aerzten ausgegangen und vielfach in die Anschauung der Laien übergegangen ist; es ist irrthümlich, wenn angenommen wird, daß die Thermalbäder von Rehme und Nauheim mehr Gas enthalten, als die Stahlbäder von Pyrmont, den Beweis des sehr entschiedenen Gegentheils findet der Leser ausführlich in dem von mir redigirten im Verein mit anderen Badeärzten herausgegebenen Handbuch der Balneotherapie. 2. Aufl. Berlin 1876.

Das Verhalten im Stahlbade anlangend, so hebe ich zunächst hinsichtlich der Temperatur hervor, daß man das Stahlbad um so kühler nehmen kann, je reicher dasselbe an Kohlensäure ist, und je kühler temperirt man ein Stahlbad nehmen kann, um so heilkräftiger ist es. Es ist also jedem Badenden das Princip zu empfehlen, dieses Bad so kühl zu nehmen, als es mit Conservirung des Behaglichkeitsgefühls individuell möglich ist. Nur in Fällen hochgesteigerter Reizbarkeit oder tiefstehender Wärmebildung habe ich die hiesigen Stahlbäder mit einer höheren Temperatur als 27° R. nehmen lassen, gewöhnlich lasse ich sie 25° R., verhältnißmäßig selten 23° R. warm und sehr selten unter 20° R. temperirt nehmen. Außerordentlich freuen würde ich mich, wenn zur Zeit, wo diese Blätter in den Händen des Publikums sein werden, eine Maßregel, die ich seit manchem Jahre der Verwaltung auf's dringendste empfohlen habe, zur Ausführung gekommen wäre, daß nämlich jede Badewanne ihr rechtwinklich gebogenes Thermometer hätte, dessen Quecksilberkugel in tiefere Regionen tauchte, und von dessen horizontal schwimmendem Theile die Skala leicht abgelesen werden könnte. Erst dann würden die vielfach berechtigten Klagen des Publikums über ungenaue Temperatur-Bestimmung von Seiten des Wartepersonals ihr Ende erreichen. — Dem Badenden ist anzurathen, darauf zu achten, daß das Wartepersonal, wie es demselben wegen des Kohlensäurereichthums zur strengen Pflicht gemacht ist, Fenster und Thür des Badekabinets bis zum Eintritt des Kurgastes offen halte und über das fertig zubereitete Bad mit einem großen Badetuche hinschwenke zur Verscheuchung des wegen seiner Schwere über dem Wasserspiegel lagernden Gases. Als fernere Vorsichtsmaßregel dem Gase gegenüber rathe ich den Badenden nicht tiefer als bis zur Schulter sich in's Bad zu setzen, im Allgemeinen ein ruhiges Verhalten im Bade zu beobachten, und nicht gerade den Kopf vorüberzuneigen und dadurch Mund und Nase der Wasseroberfläche zu nähern und so dem Einathmen von Kohlensäure Vorschub zu leisten. — Die Zahl der während der Saison gegebenen Stahlbäder betrug in den letzten Jahren ungefähr 50,000.

Zweiter Abschnitt.

Die kochsalzhaltigen Quellen und die Trink- und Badekur mit ihnen.

Ungleich tiefer im Thale, reichlich eine Viertelstunde vom Brunnenplatze entfernt und nahe dem Ufer der Emmer gelegen, entspringen die kochsalzhaltigen Quellen, um deren Kenntnißnahme um das Ende des vorigen Jahrhunderts sich der damalige Arzt Trampel besondere Verdienste erwarb.

Wenn ich mich zunächst nun der Betrachtung der chemischen Eigenschaften der Kochsalzquellen zuwende, so werde ich hier ebenso verfahren, wie bei der vorhin gegebenen Darstellung der Stahlquellen; ich werde zuerst auf 1000 Theile Wasser berechnet die von der Analyse nachgewiesenen Quantitäten der einzelnen Bestandtheile in einer Zusammenstellung der 3 Analysen vorführen, um sodann eine Vergleichung anzustellen, sowohl der Trinkquellen wie der Badequellen mit gleichen oder ähnlichen Kochsalzquellen anderer Orte.

2*

Es enthält nach der Analyse von **Wiggers**:

	die Trinkquelle	die Badequelle	die Bohrlochsoole
Chlornatrium	0,05747	9,53660	32,00550
Chlormagnesium . . .	—	0,58786	1,33655
Chlorlithium	0,00625	0,00076	0,00087
Schwefelsaures Natron	0,12052	—	—
Schwefels. Magnesia	0,96960	0,28584	0,03870
Schwefelsaures Kali .	0,00173	0,00148	—
Schwefelsaure Kalkerde	0,80597	2,55874	5,40620
Doppelt kohlensaures Eisenoxydul	—	—	0,06018
Doppelt kohlensaures Manganoxydul . .	0,02073	0,01258	0,00699
Dopp. kohlens. Kalkerde	1,68860	1,16388	1,62876
Dopp. kohlens. Talkerde	0,02495	0,02365	0,00446
Kieselerde	0,00462	0,00537	0,00625
Thonerde	0,00021	0,00025	0,00032
Freie Kohlensäure auf Cubikcent. berechnet	954	640,7	373
Die Temperatur beträgt in Centigraden . .	10°	10°	15°

a. **Die kochsalzhaltige Trinkquelle**, gewöhnlich der Salzbrunnen genannt, befindet sich tief in dem Salzbrunnenhause, welches am linken Emmerufer sich an der Stelle befindet, an welcher ein von der Bahnhofstraße nicht weit vor der Brücke abgehender Weg in die Chaussee einmündet. Diese Quelle, welche sich sowol wegen ihres angenehmen Geschmacks, der auf Mangel an Chlormagnesium und Reichthum an Kohlensäure beruht, viele Freunde erwirbt, als auch durch bequeme und leichte Heilwirkungen, die sie theils auf Zustände von chronischem Magenkatarrh mit Appetitmangel, theils auf Stockungen im Unterleibe, Hämorrhoiden, Obstruction und Blutandrang zum Kopf, theils auch, besonders mit Molken und warmer Milch verbunden, gegen Katarrhe in den Athmungsorganen 2c. entfaltet, wird verhältnißmäßig selten an der Quelle, gewöhnlich nach dem Stahlbrunnenhause gebracht, während der Promenade in großer Menge getrunken, theils auch nach anderen Orten zu diesem Zwecke versandt.

Vergleiche ich nun unsere kochsalzhaltige Trinkquelle mit den beiden wichtigsten Kochsalztrinkquellen Deutschlands, die eine Hauptrolle spielen in den soeben als Kurobject für unsere Quelle aufgeführten Krankheiten, nämlich mit dem Kissinger Rakoczy und dem Homburger Elisabethenbrunnen zunächst hinsichtlich des Kochsalzgehaltes, so enthält an Kochsalz in 1000 Theilen Wasser

der Kissinger Rakoczy	5,822	Theile
die Pyrmonter Salzquelle	7,057	"
der Homburger Elisabethenbrunnen	9,860	"

Also es steht an Kochsalzgehalt die Pyrmonter Salzquelle mitten zwischen den beiden bekannten Quellen.

Von Wichtigkeit, was besonders die Wirksamkeit unserer und anderer Kochsalztrinkquellen auf die Organe des Unterleibes und die abführende Kraft betrifft, ist nun außer dem Kochsalzgehalt, von welchem erst in zweiter Linie die abführende Kraft der Mineralwässer abhängt, der Gehalt der in Rede stehenden Quellen an Bittersalz und an Glaubersalz, welche beiden obenan stehen in Betreff der abführenden Kraft.

Es enthält in 1000 Theilen Wasser an

	Bittersalz	Glaubersalz
Kissinger Rakoczy	0,588	—
Homburger Elisabethenbrunnen	—	—
Pyrmonter Salzquelle	0,969	0,120

Also in dieser Hinsicht ist charakteristisch, daß der Homburger Elisabethenbrunnen weder Bitter- noch Glaubersalz enthält, der Kissinger Rakoczy nur Bittersalz und die Pyrmonter Salzquelle von beiden Salzen mäßige Quantitäten enthält. Hieraus ist es erklärlich, daß wenn bei im Uebrigen für alle 3 Quellen passenden Unterleibsleiden stärkere Darmausscheidungen erwünscht sind, die Pyrmonter Salzquelle den Vorzug verdient.

Einen ferneren wesentlichen Punkt der Vergleichung dieser drei Quellen giebt ihr Eisengehalt ab. Ohne von vornherein den Mehr- oder Mindergehalt der Kochsalztrinkquellen an Eisen als Vor- oder Nachtheil anzusehen, möchte ich doch hervorheben, daß, wenn an einem Orte mit Stahlquellen gleichzeitig eine Kochsalztrinkquelle besteht, es gewiß von Vortheil ist, wenn diese letztere keinen Eisengehalt hat, da man diesen in jedem Augenblick von den Stahlquellen durch Zusatz derselben entlehnen kann, wogegen es schwer ist, aus eisenhaltigen Kochsalztrinkquellen den für manche Fälle (von Vollblütigkeit, Congestionen u. s. w.) gewiß nicht wünschenswerthen Eisengehalt fortzuschaffen. Von diesem Gesichtspunkte möchte ich es hervorheben, daß die Pyrmonter Kochsalztrinkquelle ganz frei von Eisengehalt ist, während der Kissinger Rakoczy in 1000 Theilen 0,031, und der Homburger Elisabethenbrunnen 0,023 kohlensaures Eisenoxydul enthält. In Fällen mithin, wo man wegen vorliegender Congestionen, Blutfülle und Wallungen den Eisengehalt der Mineralquellen zu vermeiden wünscht, verdient unsere Salzquelle den Vorzug vor den anderen beiden.

Und was endlich den Gehalt dieser drei Kochsalzwässer an freier Kohlensäure betrifft, wodurch sie angenehmer zu trinken und leichter zu verdauen sind, so sind sie alle reich daran, die Homburger und Pyrmonter einander nahe stehend, die Kissinger die reichste. In 1000 Cubikcentimeter Wasser enthält: Kissinger Rakoczy freie (und halbgebundene) Kohlensäure 1305,5, Homburger Elisabethenbrunnen freie Kohlensäure 1039,6, Pyrmonter Salzbrunnen freie Kohlensäure 954,0 Cubikcentimeter.

b. und c. die kochsalzhaltigen Badequellen, Soolen. Pyrmont besitzt deren zwei, deren Analysen vorhin gemeinschaftlich mit der des Salzbrunnens gegeben sind. Zuerst nenne ich von ihnen a. die alte Badequelle, 100 Schritt vom Salzbrunnen entfernt und durch die Landstraße von ihm getrennt, gleichfalls auf dem linken Ufer der Emmer gelegen. Aus dieser Quelle, welche $1^1/_2$ Procent Salze überhaupt und nicht ganz 1 Procent (0,95 Procent) Kochsalz enthält, wurden bis vor reichlich

12 Jahren alle Salzbäder in Pyrmont gegeben. Einen nicht unbeträchtlichen Gehalt an freier Kohlensäure zeigt die Analyse dieser Quelle, nämlich 640,7 Cubikcentimeter, was, wenn man erwägt, daß die neueste Analyse der Thermalsoole in Rehme 753,7 Cubikcentimeter ergiebt, recht beträchtlich ist und wohl werth wäre, daß der Conservirung dieses Gasgehaltes größere Aufmerksamkeit geschenkt würde.

Die zweite kochsalzhaltige Badequelle, die neue erbohrte starke Soole, ist am rechten Ufer der Emmer, am Fuße des Mühlenberges erbohrt worden. Das Bohrloch hat eine Tiefe von 736 Fuß; dasselbe tiefer zu führen, bis zu einer Tiefe, in welcher man vielleicht auf ein Steinsalzlager oder auf eine heiße Quelle — das Wasser zeigt im Gegensatz zu den beiden anderen nur 10° warmen kochsalzhaltigen Quellen, Salzbrunnen und alte Badequelle, 15° C. — gekommen wäre, stieß leider auf technische Schwierigkeiten, welche zu überwinden zu suchen die Verwaltung die Kosten gescheut hat. Diese erbohrte Soole zeichnet sich aus durch einen Gehalt an Salzen von 4 Procent und durch einen Kochsalzgehalt von reichlich 3 Procent (genau 3,20 %). Fernere bemerkenswerthe Eigenschaften derselben sind nicht unbeträchtlicher Eisengehalt, der nur wenig unter dem Eisengehalt starker Stahlquellen liegt, nämlich 0,060 doppelt kohlensaures Eisenoxydul auf 1000 Wasser, (unser Stahlbrunnen enthält 0,074), ferner Gehalt an Brom, der wenn auch nicht unbedeutend, doch leider bei der Analyse nicht genau bestimmt ist, und Gehalt an freier Kohlensäure, der nur etwa die Hälfte von dem der schwachen Quelle, (373 Cubikcentimeter) beträgt.

Ueber den Heilwerth und die Bedeutung der genannten kochsalzhaltigen Badequellen werde ich dem Leser die richtigste Anschauung geben, wenn wir die Quelle mit ihnen ähnlichen und gleichwerthigen zusammenstellen, was denn in den nächsten Zeilen geschehen soll.

Die aus der schwachen Soole bereiteten Bäder stehen, was ihren noch nicht ein Procent erreichenden Kochsalzgehalt anlangt, auf einer Stufe mit den Bädern, die aus den kochsalzhaltigen Quellen zu Homburg bereitet werden, sowie ungefähr gleich mit den erwärmten Ostseebädern. Wie alle schwachen kochsalzhaltigen Bäder theils eine gelinde Anregung des Stoffwechsels, theils eine Beruhigung erregter Nerven herbeiführen, so auch unsere aus schwacher Soole bereiteten Bäder, und finden sie ihre Verwendung vorzugsweise bei schwachen, zarten, schonungsbedürftigen Individuen, wenn sie an leichten Scropheln, Rheumatismen, Unterleibsstockungen, zu lange dauernder Schwäche der von ernsten Krankheiten Genesenden u. s. w. leiden; nicht selten werden diese Bäder auch benutzt als kurze Einleitung für den Gebrauch der stärkeren Soolbäder und auch der Stahlbäder.

Versuchen wir, weiter gehend, nun uns in ähnlicher Weise eine richtige Anschauung von Werth und Bedeutung unserer kräftigen Soolbäder zu geben, so erinnere ich daran, daß es eine beträchtliche Anzahl von Soolquellen giebt, die viel zu stark, viel zu concentrirt sind, um so im Naturzustande angewandt werden zu können, die, um zur Badeverwendung zu gelangen, wesentlich verdünnt werden müssen; statt vieler beschränke ich mich darauf, dem Leser in Ischl und Reichenhall einige bekannte Namen in dieser Hinsicht zu nennen; ferner giebt es wieder andere Soolquellen, deren Kochsalzgehalt ein so geringer ist, daß man, um eine nennenswerthe Hautreizung und davon ihren Ausgang nehmende Heilwirkung zu erzielen, eine Verstärkung des Bades durch Zusatz von Mutterlauge, d. i. eine beim Einkochen von Soolwässern zurückbleibende, ölig sich anfühlende Flüssigkeit, erzielt. Ich will in dieser Hinsicht nur ein Paar der bekannten Soolbäder nennen, z. B. Dürkheim, das nicht nur als Traubenkurort bekannt ist, sondern auch zum Gebrauch seiner Soolbäder vielfach aufgesucht wird und welches in seinem zu Bädern verwendeten Brunnenwasser 1½ Procent Salze überhaupt und reichlich 1 Procent Kochsalz enthält, und ferner das allbekannte und vielgerühmte Kreuznach, welches in seinen Badequellen zum Theil etwas mehr, zum Theil etwas weniger wie 1 Procent enthält. Und das sind die Soolquellen Kreuznachs, die beim Laienpublikum als die besten und stärksten Deutschlands gelten! Ich habe es nicht ein, sondern viele Male erlebt, daß mir auf das Anrathen unserer Soolbäder von Patienten erwiedert wurde: Sind denn die auch stark genug? oder soll ich nicht lieber gleich nach Kreuznach gehen? In Folgendem die Antwort: In 100 Theilen enthält an Kochsalz

Kreuznachs Hauptbrunnen der Theodorshalle	0,919
„ „ „ Carlshalle	1,179
„ Oranienquelle	1,415
Pyrmonter Bohrsoole	3,200

Den Soolen, welche verdünnt werden müssen, und den letztgenannten, welche verstärkt werden müssen, gegenüber giebt es nun noch eine Reihe von Soolbädern, welche in ihrer natürlichen Stärke eine passende Heilverwendung finden und will ich von diesen einige bekannte Namen dem Leser vorführen: Wittekind, Kösen, Colberg, Rothenfelde. Bei diesen variirt der Salzgehalt von 3—4 Procent und in diese Reihe gehört auch Pyrmonts starke Soole mit 4 Procent Salzen überhaupt und reichlich 3 Procent Kochsalz. — Ich bin überzeugt, durch die angegebenen Zahlen, an denen sich nicht mäkeln läßt, habe ich manchen Irrthum beseitigt und manche Illusion zerstört, aber — Wahrheit vor Allem. Während ich mir vorbehalte, in einem späteren Capitel ausführlicher noch mich mit dem Leser zu unterhalten über die hauptsächlichsten zum Kurgebrauch nach Pyrmont kommenden Krankheiten, möchte ich doch an dieser Stelle gleich nennen als besonders für den Gebrauch unserer kräftigen Soolbäder sich eignende Krankheiten Scropheln in jeder Form, alte in verschiedensten Organen und Körpergegenden abgelagerte Reste früherer Entzündungen, Rheumatismen, Hautkrankheiten, Frauenkrankheiten 2c. Die Zahl der in einer Saison gegebenen Soolbäder beträgt rund 27,000.

Dritter Abschnitt.

Allgemeine Regeln über das während der Kur zu beobachtende Verhalten.

Eine Frage, über die ich zunächst mit dem Leser mich verständigen will, ist die, auf wie lange Zeitdauer der Kur der nach Pyrmont sich begebende Kranke sich gefaßt machen soll. Es ist eine auffallend irrige Annahme, daß sich eine allgemeine Norm für die Dauer einer Brunnen- und Badekur sollte feststellen lassen. Für die Zeitdauer einer Kur kommt doch nicht allein die Beschaffenheit der Mittel in Betracht, sondern ganz wesentlich auch die Beschaffenheit der zu behandelnden Krankheitsfälle, und es liegt auf der Hand, daß nach ihrer Verschiedenheit die Dauer der Kur eine verschieden lange sein muß. Merkwürdiger Weise ist dies bei den mit Apothekermitteln vom Arzte eingeleiteten Kuren den Kranken ganz geläufig; sie begreifen, daß nicht alle Scropheln in gleicher Zeit mit Leberthran, nicht alle Bleichsuchten in gleich kurzer Zeit mit Eisenpillen geheilt werden; aber — von Brunnen-

und Badekuren, die bekanntlich vorzugsweise bei hartnäckigen und eingewurzelten Krankheitszuständen eingeleitet werden, verlangt man, daß für sie eine allgemeine Norm der Dauer sich feststellen lassen soll. Während es selten einem Kranken, welcher sich wegen chronischer Leiden bei einem Arzte in Behandlung giebt, einfällt, von diesem eine Vorausbestimmung des Eintritts der Heilung zu verlangen, ist es etwas ganz Gewöhnliches, daß der hier anlangende Kurgast eine der ersten Fragen an seinen Arzt sein läßt: „Wie lange werde ich hier bleiben müssen?" oder „Wie viele Bäder muß ich nehmen?" Doch will ich in diesem Punkte nicht ungerecht sein gegen die Fragenden; ich will zu erklären suchen, woher dieser Unterschied kommt. Einmal sind die Badeärzte Specialisten, die es meist nur mit einer bestimmten Gruppe von Krankheiten und ebenso in der Regel nur mit einer geringen Anzahl von Heilmitteln zu thun haben; dadurch wird es erklärlich, daß diese Aerzte die Einwirkung ihrer Mittel auf die ihnen immer wieder vorkommenden Krankheiten genauer kennen, als die Aerzte, welche immer mit den verschiedensten Mitteln gegen alle möglichen Krankheiten zu kämpfen haben. Deshalb finde ich es auch nicht zu tadeln, wenn der Kurgast dem Arzte die Frage vorlegt, ob er lange oder kurz werde bleiben müssen, aber die Zahl der Bäder vorausbestimmt haben zu wollen, ist ein ziemlich unbilliges Verlangen, wenigstens, wenn der Arzt darauf eingeht dies ungefähr zu thun, so wundere sich der Patient nicht, wenn der anfängliche Ausspruch spätere Modificationen erfahren sollte. — Vielfach haben Schuld an dem Verlangen einer Vorausbestimmung der Dauer der Kur die Hausärzte, welche ihren Kranken sagen: „Gehen Sie auf vier Wochen nach Pyrmont.“ Dies, und noch viel mehr ihren Kranken Anweisungen über den Gebrauch der Kur, die ja so oft nach nicht vorauszusehenden Zwischenfällen wesentliche Modificationen erfahren muß, mitzugeben, sollten die Hausärzte ganz unterlassen, dagegen nie versäumen, ihre Patienten mit einer Krankengeschichte zu begleiten, was so häufig vergessen wird. Zwar wird der tüchtige Badearzt über den zur Zeit gerade vorliegenden Krankheitszustand sich völlige Kenntniß zu verschaffen im Stande sein, aber natürlich ist ihm viel daran gelegen, über den bisherigen Verlauf der Krankheit, über angewandte Mittel und deren Wirkung, über Individualität des Kranken und so manches Andere das Urtheil des Hausarztes zu hören; darum versäume kein Kurgast, sich einen Brief seines Arztes mitgeben zu lassen.

Ein zweiter Rath, den ich den Kurgästen geben will, ist der, daß sie für die Zeit ihrer Kur vollends vom Hause sich trennen, daß sie weder einen Theil geschäftlicher Gedanken, geschweige denn wirklicher Geschäfte, mit in's Bad nehmen, noch mit sorgenden Gedanken täglich daheim sind. Von mehreren Kurgästen habe ich die weise Maßregel gehört, daß sie verboten, ihnen auch nur Ein Wort von Geschäften zu schreiben und daß sie jede unangenehme Nachricht sich verbeten hatten. Natürlich können extreme Fälle eintreten, die eine Ausnahme gebieten, aber das zu Grunde liegende Princip verdient Anerkennung, denn es ist ein alltägliches Erlebniß des Badearztes, daß jedwede intensive geistige Anstrengung und Aufregung schadet, und daß Sorgen die Heilresultate verkümmern. Uebrigens muß ich das Zeugniß ablegen für den männlichen Theil des Kurpublikums, daß sie im Allgemeinen die Geschäfte viel mehr ruhen lassen, als die Damen sich zu mäßigen wissen in der Erfüllung von Correspondenzpflichten. Fleißig zu schreiben wird bei der Abreise nach allen Seiten versprochen und nur zu treu wird in der Regel dieses einer Schaar von Freundinnen gegebene Versprechen erfüllt, und welche Dame hätte deren nicht eine gute Zahl? Weiß doch Jeder, wie viel leichter aber in der Regel auch wie viel leichtere Freundschaften das weibliche Geschlecht schließt als das männliche. Zu oft habe ich es erlebt, daß schwache nervöse Damen durch Schreiben eines langen Briefes für einen ganzen Tag mit Kopfschmerzen und für eine Nacht mit Schlaflosigkeit sich versorgten, als daß ich unterlassen möchte, vor vielem Briefschreiben hier zu warnen.

Wie nothwendig es sei, bei Badekuren alle Sorgen fern zu halten, erkannten schon die Römer, denn über dem Eingang der Antoninischen Bäder stand:

Curae vacuus hunc adeas locum
Ut morborum vacuus abire queas;
Non enim hic curatur, qui curat.

was mit Verzichtleistung auf ein im Deutschen nicht wiederzugebendes Wortspiel etwa sich übersetzen ließe:

Willst Du von Siechthum Dich befrei'n,
So lasse ja das Sorgen sein;
Denn, wer mit Sorgen sich abquält,
Hat sicher seinen Zweck verfehlt.

Bekannt sind auch Göthe's Verse über das Verhältniß der Studien zur Badekur:

Beim Baden ist die erste Pflicht,
Daß man sich nicht den Kopf zerbricht,
Und daß man höchstens d'rauf studire,
Wie man ein lustig Leben führe.

Ein fernerer Punkt hinsichtlich des diätetischen Verhaltens beim hiesigen Kurgebrauche, auf den großes Gewicht zu legen ist, betrifft den Genuß der freien Luft und die Bewegung in derselben. Es ist von wesentlichster Bedeutung, daß jeder Kurgast sich zum Gesetz mache, möglichst viel freie Luft zu genießen. Der Sauerstoff der atmosphärischen Luft ist der große Regulator aller organischen Thätigkeit, er ist es, der die nothwendige beständige Umbildung des Blutes bewirkt; wie sollte also seine möglichst reichliche Zuführung nicht erste Heilbedingung sein an einem Orte, wohin so viele Blutleidende kommen?! Und wie nothwendig für ein normales Vonstattengehen aller Nerventhätigkeit eine beständige Einwirkung des durch die Athmungsorgane dem Blute und durch dieses den Nerven zugeführten Sauerstoffs ist, davon überzeugt sich leicht Jeder, wenn er bedenkt, wie so leicht Ohnmachten in Räumen entstehen, in denen die Luft durch große Anhäufung von Menschen arm an Sauerstoff geworden. Sollte es da nun nicht von selbst klar sein, daß die Nervenkranken, die fast die größere Hälfte der Kurgäste hier bilden, keine wichtigere Pflicht für ihre Gesundheit haben, als reichlich freie Luft zu genießen, und wo möglich gehend zu genießen, denn bei aktiver Bewegung ist das Athmen ein regeres, die Zuführung von Sauerstoff mithin eine reichlichere. Der Sauerstoff ferner ist es, auf dessen Vereinigung mit anderen Elementen alles Verbrennen in der Welt beruht; er ist es auch, der im thierischen und menschlichen Organismus eine langsame Art der Verbrennung des durch die Verdauungsorgane zugeführten Materials unterhält und dadurch die Wärme lebender Wesen bedingt. Hieraus folgt weiter, daß, je reichlicher der Sauerstoff zugeführt wird, desto reichlicher auch die Wärme ausfällt, und zugleich, da dem Sauerstoff so zu sagen Brennmaterial zugeführt werden muß, daß das Bedürfniß hiernach, d. h. der Hunger, wächst. So ist es denn auch eine tägliche Erfahrung, daß so manche ewig fröstelnde und über mangelnden Appetit klagende Kranken, wenn sie neben dem Brunnen, der das Seinige mit dazu beiträgt, gehörig sich bewegen in freier Luft, bald mit großem Appetit essen und wärmer sich fühlen. Und muß sie denn nicht von selbst schon auffordern zum reichlichen Genusse die schöne Luft, die Jedem in Pyrmont's reizender Natur auffällt?! Man vergegenwärtige sich für einen Augenblick den Contrast zwischen dem Leben einer den höheren Kreisen angehörenden Großstädterin daheim, wo sie in den späten Vormittagsstunden sich vom Schlafe erhebt, vor Tische vielleicht eine Stunde ausfährt, um Besuche zu machen, um fünf Uhr dinirt, dann in's Theater und nach demselben in eine nach Mitternacht endende Soirée vielleicht sich begiebt, mit dem Leben, welches sie hier führt, wo sie um 6 Uhr aufsteht und um 10 Uhr schlafen geht, und den größeren Theil des Tages in Gottes freier Natur zubringt, und frage sich dann, ob nicht schon diese Veränderung vom heilsamsten Einfluß auf ihren Gesundheitszustand sein muß. Indessen ist bei der Befolgung dieser Regel hinsichtlich der Bewegung eine Rücksichtnahme erforderlich auf den individuellen Kräftezustand wie auf die Statt findende Temperatur. Nie darf die anempfohlene Bewegung bis zur Erschöpfung getrieben werden. Wie der vorhin empfohlene sorglos-heitere Lebensgenuß nie zu einem Genießen führen darf, bei dem die Ruhe verloren geht, so darf auch die Bewegung nie bis zum Ermattungsgefühl getrieben werden und muß Jeder sein Kräftemaß zu Rathe ziehen, wie weit er gehen darf. Darum ist denn auch Sorge dafür getragen, daß, wer nicht andauernd gehen kann, der einladenden Ruhesitze genug findet unter schattigen Bäumen; und wen die eigenen Beine nicht weit genug tragen wollen, für den stehen Reitthiere, Esel und Pferde, in hinreichender Zahl bereit, doch wollen nervenschwache Damen bedenken, daß auch das Reiten angreift, und manchen am Unterleibe leidenden Damen, deren Zahl nicht gering hier ist, wird vom Arzte das oft nachtheilige Erschütterungen bringende Reiten ganz untersagt werden müssen.

Wenn ich vorhin sagte, daß auch die Temperatur zu berücksichtigen sei bei den Bewegungen, so sei in dieser Hinsicht zunächst bemerkt, daß bei hoher Temperatur in heißen Sommertagen natürlich die Mittagsstunden mehr für die Ruhe und die kühleren Abendstunden mehr für die längeren Promenaden die passenden sind. — Da ferner durch die täglich genommenen warmen Bäder die Haut zu größerer Thätigkeit angespornt und zu Erkältungen leichter disponirt wird, so sei der Kurgast hier mehr, als er vielleicht sonst gewöhnt ist, darauf bedacht, die Kleidung der Temperatur anzupassen; besonders an kühleren Morgen, wo man viel kaltes Wasser trinkt, sorge man für warme Kleidung, und an feucht-kalten Abenden meide man das späte Sitzen im Freien. —

Ehe ich dazu übergehe von der eigentlichen Diät zu sprechen, will ich noch einen Punkt mit wenig Worten berühren, nämlich den Schlaf. Allgemein eingeräumt ist, daß frühes Schlafengehen und frühes Aufstehen der Gesundheit am zuträglichsten ist; im Uebrigen aber scheint es mir ein thörichtes Unternehmen, bei dem verschiedenen Bedürfnisse der verschiedenen Naturen eine allgemeine Norm von 7 Stunden, die von allen inne gehalten werden müsse, aufstellen zu wollen. Während vollblütige, zum Embonpoint neigende, Individuen stets gut thun werden, ihrer Neigung möglichst viel Zeit am Schlafe abzukürzen, handeln die Mütter verkehrt, welche ihre matten und schlaffen bleichsüchtigen Töchter, die sehr des Schlafes bedürfen, mit Gewalt auf ein bestimmtes Schlafquantum von der erwähnten Norm setzen wollen; die ewige, mancher Mutter schon zum Aerger gewordene, Müdigkeit der Tochter nimmt in dem Maße ab, als die Bleichsucht in der Heilung fortschreitet. — Ganz Aehnliches ist auch in Betracht zu ziehen für die oft hier zur Frage kommende Zulässigkeit der Manchen so theuren Nachmittagsruhe. Thatsache ist, daß der besonders im Liegen gehaltene Nachmittagsschlaf das Blut dem Kopfe etwas zutreibt, und eben darin liegt der Grund, warum vollblütigen und zu Congestionen geneigten Individuen die Siesta, besonders bei einer ohnehin leicht aufregenden Kur, verboten werden muß; aber damit ist noch nicht gesagt, daß man Alle in dieser Hinsicht gleich beurtheilen soll; im Gegentheil, sehr bleichsüchtig-schwache, oder sehr nervös-angegriffene Kranke, bei denen die viele ungewohnte Bewegung das Bedürfniß nach Schlaf sehr hervorruft, dürfen nicht nur, sondern müssen diesem Bedürfnisse Folge leisten, wobei allerdings im Allgemeinen die Stunde vor Mittag der nach Tische vorzuziehen ist. —

Was nun schließlich die eigentliche Diät hinsichtlich des Essens und Trinkens betrifft, die der Kurgast hier zu befolgen hat, so kommen für die Bestimmung derselben mehre Punkte in Betracht, nämlich nicht bloß die hiesige Trink- und Badekur ist darauf influirend, sondern vor Allem auch die mitgebrachte allgemeine Körperconstitution und specielle Leiden. Daraus geht als sehr natürliche Folge hervor, daß nicht bloß verschiedene Aerzte verschiedenen Kranken eine verschiedene Diät häufig empfehlen, sondern daß auch die von demselben Arzte mehreren Kranken vorgeschriebene Diät nicht immer dieselbe ist. Hierdurch möchte ich den während der Saison nicht selten gehörten Redensarten: „Ach, wie merkwürdig! das hat Ihnen Ihr Arzt erlaubt und meiner mir verboten" oder „Wie kann nun doch der Doctor Ihnen das gestatten, was er mir untersagt?" ꝛc. begegnen. Und nun zur Sache.

Die ganz speciell der Stahlbrunnen- und Badekur wegen hierher kommenden Kranken, seien sie nun geradezu blutarm oder bleichsüchtig, oder seien sie nervös angegriffen, geschwächt, genug, alle der Stärkung bedürfenden Kurgäste haben neben dem Brunnen, wie ohne denselben, eine kräftigende aus vorzugsweise thierischen Substanzen bestehende Diät zu führen. Man sagt wohl — und gar oft trifft dies zu — die Natur zeige hinsichtlich der Diät durch den sich geltend machenden Trieb oder Instinkt den richtigen Weg; dies trifft aber für viele der in Rede stehenden Kranken nicht zu, denn sehr häufig haben gerade blutarme Damen vor der ihnen am meisten nützlichen Speise, vor Fleisch, eine entschiedene Abneigung. Wenn also die erwähnte Klasse von Kranken sich mehr an Fleisch, kräftige Suppen, Eier ꝛc. zu halten hat, so kann doch diese durch die allgemeine Hauptkrankheit gebotene diätetische Regel eine Modification erleiden durch ein oft gleichzeitiges und mit dem Hauptleiden zusammenhängendes Magenleiden, welches gebietet, von den Fleischarten nur die weißen, wie Geflügel und Kalbfleisch, zu gestatten, und die Brunnenkur, welche auch ihre Berücksichtigung verlangt, gebietet die sehr fetten Fleischarten, wie Schweinebraten, zu vermeiden. Die noch immer in Rede stehende Klasse von Kurgästen wird gut thun, bei sich geltend machendem Appetit in den Vormittagsstunden ein leichtes zweites Frühstück, bestehend aus einer Tasse Bouillon, Chocolade, einem Stücke Schinken, einem Ei, nebst einem Glase Bier oder Wein zu nehmen und auch am Abend sich nicht zu beschränken auf die an allen Brunnenorten gebräuchliche und meist einen Schrecken der Kurgäste bildende Gerstelsuppe, sondern wenigstens neben derselben ein wenig Fleisch zu genießen; nur sei im Interesse des Brunnens, damit derselbe am andern Morgen einen leeren Magen vorfinde, das Abendbrod nie zu massenreich, bestehe nie aus anerkannt schwer verdaulichen Speisen, und werde nie zu spät, zwischen 7 und 8 Uhr, eingenommen. — Noch möchte ich hinsichtlich der erwähnten Abendsuppe bemerken, daß da, wo sie als ein mehr flüssiges, nicht sehr substantielles Abendessen verordnet wird, nicht vom Arzte die am allgemeinsten gebräuchliche ziemlich geschmacklose Suppe bestimmt gemeint ist; eine schmackhafte Fruchtsuppe, Milchsuppe u. dgl. dürfen gern als Abendbrod genossen werden. — Es steht mir noch recht lebhaft in der Erinnerung, wie, als ich vor nunmehr 20 Jahren nach Pyrmont kam, alle Kurgäste auf die genannten Suppen sich beschränkten und wie von Bier eigentlich gar nicht die Rede sein konnte; ich eröffnete sehr bald einen, wie man jetzt sieht, recht siegreichen Kampf gegen diese Maximen. —

Ganz andere Principien hinsichtlich der Diät hat die Klasse von Kranken zu befolgen, deren Aufgabe nicht ist, reichliches Material ihrem Körper anzueignen, sondern im Gegentheil denselben von einem gewissen Ueberflusse zu befreien, vollblütige, an Unterleibsstockungen, an Wallungen ꝛc. leidende Kranke, die nicht der Gebrauch der Stahlquellen, sondern vielmehr der der salinischen Wässer an unsern Heilort führt. Diese haben im Allgemeinen beständig und haben auch während der hiesigen Kur ihre ganze Lebensweise so einzurichten, daß der in ihrem Organismus obwaltende Ueberfluß dadurch beschränkt wird. Für diese Klasse also Beschränkung der Schlafstunden, Entsagung der Siesta und des zweiten Frühstücks, viel körperliche Bewegung, Vermeidung des den Stoffwechsel verlangsamenden starken Kaffee's und Beschränkung der animalischen Kost; doch dürfen solche Principien nicht zu plötzlich und nicht in zu extremer Weise zur Durchführung gebracht werden; man wolle nicht plötzlich dem mittäglich an seine Flasche Wein gewohnten Lebemann denselben sofort *ganz* entziehen, und bei der Beschränkung der animalischen Kost ist immer zu bedenken, daß dies nur geschehen darf in Berücksichtigung des durch die hier Statt findende reichlichere Bewegung gesteigerten Bedürfnisses.

Was nun endlich die Diätrücksichten betrifft, welche die Kurgäste *der Kur selbst wegen* zu nehmen haben, so habe ich das Gebiet dieser Fragen in einem größeren wissenschaftlichen Werke, welches sich auch in dieser Hinsicht der

Anerkennung der Fachgenossen zu erfreuen hat, ein Terrain genannt, „auf welchem der Zopf unter der Maske der Wissenschaftlichkeit ganz besonders sein Wesen getrieben hat." Den in dem genannten Werk (Balneotherapie 2. Aufl. 1876 S. 42 und 43) entwickelten Principien, und meinen, ich glaube nicht sparsamen, hierorts gesammelten Erfahrungen gemäß spreche ich mich wie folgt über die fraglichen Diätrücksichten bei hiesiger Kur aus. Nachdem ich seit einer Reihe von Jahren den meines ärztlichen Berathens sich bedienenden Kurgästen nicht nur im Laufe des Tages sondern auch beim Morgenkaffee Butter zum Brode gestattet habe, kann ich versichern, daß ich davon noch nicht ein einziges Mal irgend welchen Nachtheil gesehen habe. Ich halte es ferner nicht nur für unnöthige Pedanterie Mittags sich der Saucen zum Fleisch wegen ihres Fettes zu enthalten, sondern der nach Kräftigung Strebende beraubt sich dadurch eines sehr nahrhaften Speisebestandtheils.

Was nun die Früchte betrifft, so ist zwar die Wissenschaft zur Zeit nicht im Stade, klar die Gründe darzulegen, warum gekochtes Obst so viel leichter vertragen wird als rohes, aber die Erfahrung steht fest. Gekochtes Obst wird bei der Kur ausgezeichnet vertragen und bildet ein tägliches Ingrediens nicht nur der Mittagstafel, sondern häufig auch des Soupers. Auch frische Früchte, in Maaßen genossen bei der Brunnenkur, werden von Einigen vertragen, von sehr vielen aber nicht; da es mithin bei jedem anlangenden Kurgast wahrscheinlicher ist, daß er zu den Vielen, als daß er zu den Einigen gehören werde, da ferner besonders das hier am stärksten vertretene weibliche Geschlecht seit dem Vorgange im Paradiese keine besondere Garantie giebt hinsichtlich des Maaßhaltens im Fruchtgenusse, so halte ich die Maaßregel für durchaus gerechtfertigt, den Genuß des frischen Obstes während der Kur ganz und gar zu untersagen. Am gefährlichsten ist der Genuß der frischen Erdbeeren, die bekanntlich auch außer einer Brunnenkur bei einzelnen Menschen eben so wie Krebse und Hummer eigenthümliche krankhafte Zufälle, wie Nesselsucht, Erbrechen ꝛc. hervorrufen. Neben dem Brunnen genossen geben sie nicht selten zu den heftigsten mit Brechen und Durchfall verbundenen Coliken Veranlassung. Der in den Anlagen stehende Erdbeertempel möge allen Kurgästen zur Warnung dienen! Er bezeichnet die Stelle, wo früher das Monument einer im Jahre 1781 nach dem Genusse von Erdbeeren beim Brunnen gestorbenen Holländerin, Namens Fagel, stand.

Was weiter die bei der Brunnenkur verbotenen Säuren betrifft, so sind vor Allem die mit Essig bereiteten Salate unzulässig, ferner ist alles schwere saure Brod zu vermeiden, wogegen das sogenannte Klarbrod vom vorigen Tage gestattet werden darf. Uebrigens wird die Sache zur Pedanterie, wenn man ängstlich die Saucen des Mittags darauf prüft und untersucht, ob auch dazu ein Tropfen Citronensäure gekommen sein sollte. —

Noch giebt es einige Specialfragen, die uns Aerzten

über Diät häufig vorgelegt werden; darum hier meine Antwort darauf. Ist dicke Milch, ist Eis und ist Thee bei der Kur gestattet? Wer von seinem Magen erfahrungsmäßig weiß, daß er Eis und dicke Milch verträgt, darf davon der Kur wegen gerne hin und wieder mäßige Quantitäten genießen, und wer Thee tagtäglich zu trinken gewohnt ist, wie z. B. alle Russen, hat nicht nöthig, sich diesen Genuß am Abend zu versagen. —

Ehe ich das Kapitel von der Diät schließe, werden noch einige Bemerkungen über das nach beendeter Kur zu beobachtende Verhalten am Platze sein. Früheren Erörterungen gemäß versteht sich von selbst, daß die Diät, welche nothwendig gemacht wird durch die allgemeine Körperconstitution und das Specialleiden des Betreffenden, auch nach der Kur fortzusetzen ist, so lange jene Momente bestehen; die der Brunnenkur wegen empfohlene Diät aber darf allmälig wieder verlassen werden, so daß der Kurgast innerhalb der nächsten Wochen zur gewohnten Lebensweise zurückkehren kann. — Wichtiger fast möchte ich sagen, als die Diät im Essen und Trinken, ist das übrige Verhalten nach beendeter Kur, daß nämlich noch eine Zeit der Ruhe folge auf die Kur, daß nicht sofort der Gelehrte wieder vom Morgen bis in den Abend am Studirtische sitze, daß nicht der Kaufmann sogleich wieder Speculationen und Calculationen sich hingebe, die Tag und Nacht nicht Ruhe ihm gönnen, und daß nicht die Hausfrau alsogleich wieder die Sorgen und Mühen einer großen Wirthschaft übernehme oder die Damen der haute-volée nicht gleich vom Tage der beendeten Kur an wieder an den Freuden und Strapazen von Matinéen, Diners, Soiréen, auf Bällen und im Theater die neu gewonnenen Kräfte versuchen. Eine mehrwöchentliche behagliche Reise, ein Aufenthalt bei Verwandten auf dem Lande sind eine ungleich bessere Nachkur.

Vierter Abschnitt.

Ueber die Krankheiten, gegen welche die Pyrmonter Quellen geeignete Heilmittel sind.

Es bleibt immer ein mit vielen Schwierigkeiten verknüpftes Unternehmen für den Arzt, über Krankheiten populär zum Laien zu sprechen. Nicht darin liegt die größte Schwierigkeit, die rechte Sprache und Ausdrucksweise zu finden, in der man den Laien auf einem ihm größtentheils fremden und unbekannten Gebiete orientiren soll; vom Arzte, der wie kaum ein Anderer mit allen Schichten der Gesellschaft in die innigste Berührung kommt, darf man schon erwarten, daß er die Fassungsgabe und intellektuelle Fähigkeit des Publikums, zu dem er spricht, zu beurtheilen und danach seine Darstellungsweise einzurichten verstehe. Nein, in der Fülle des Materials, welches die medicinische Wissenschaft über den speciell gewählten Gegenstand ihm bietet, liegt die Schwierigkeit des Unternehmens; die schwierige Aufgabe ist, daß man das auszuwählen und zu vereinen versteht, was dem Laienpublikum zusagt und nützt. Wenn ich es nun versuche auf den nächstfolgenden Blättern einem größern Leserkreise gegenüber über die hauptsächlichsten Krankheiten zu sprechen, welche in Pyrmonts Quellen ihr Heilmittel finden, so habe ich mir dabei zum Principe gemacht, auf absolute Vollständigkeit zu verzichten, so daß ich sicher bin wenigstens nicht in den Fehler mancher Schriftsteller über Bäder zu fallen, welche mehr als Vollständigkeit liefern. Ferner habe ich es mir zur Aufgabe gestellt, über die betreffenden Krankheiten sowohl dasjenige zu sagen, was mir für Laienauffassung von verstandsmäßigem Interesse zu sein scheint, als nicht minder das, was von praktischem Nutzen ist fürs Laienpublikum, sei es, daß es die Entstehungs- und Verhütungsweise der Krankheiten betrifft, sei es, daß es mehr das Verhalten beim Betroffensein von der Krankheit anlangt.

I. Ueber die Krankheiten, welche in den Stahlquellen ihr wesentliches Heilmittel finden.

Zwei organische Systeme sind es, welche im menschlichen Körper die weiteste Verbreitung haben und zugleich die höchste Dignität besitzen. Ich denke natürlich an den Blutkreislauf und das Nervensystem. — Das kreisende Blut ist nicht nur in einer steten vom Herzimpuls unterhaltenen Bewegung, sondern es ist auch, was seine Beschaffenheit und Zusammensetzung anlangt, in einem beständigen Wechsel begriffen, es ist fortwährenden, auf Nehmen und Geben beruhenden Veränderungen unterworfen, so daß also in doppelter Hinsicht das Blut nicht zur Ruhe kommt. Beständig werden aus dem Darmkanal Bestandtheile der Nahrungsmittel ins Blut übergeführt und ebenso darf keinen Augenblick die Einführung von Sauerstoff ins Blut innerhalb der Lungen mit gleichzeitiger Abgabe von Kohlensäure in Stocken gerathen. In jedem Augenblicke ferner führt das Blut den Geweben aller Körperregionen das zu, was zu ihrem Unterhalte nöthig ist, sowie den Absonderungsorganen vom Blute das verbrauchte Material zur Ausscheidung übergeben wird. Liegt nun in diesen kurzen Andeutungen die hohe Bedeutung des Blutes und seines Kreislaufes für jedes Auge klar zu Tage, so steht doch das Nervensystem dem Blute um Nichts an Bedeutung nach, ja von manchen Gesichtspunkten aus betrachtet, übertrifft es dasselbe. Von ihm geht nicht nur Gefühl und willkürliche Bewegung aus, mit ihm sind nicht nur die Sinnesorgane und alle intellektuelle Fähigkeit aufs Innigste verbunden, sondern auch die in der Stille perpetuirlich thätigen, nie rastenden Bewegungen im Innern des Körpers, ohne welche das Leben sehr bald aufhören würde, sind abhängig vom Nervensystem. Und wenn auf der einen Seite das Nervensystem auch nicht für wenige Momente ungestraft den erregenden und ernährenden Einfluß des Blutes entbehren kann — ich erinnere an die bei starken Blutverlüsten sofort eintretenden Ohnmachten —, so würde wiederum das Herz zu klopfen, mithin das Blut zu kreisen aufhören, wenn nicht der Impuls zu den Kreislaufsbewegungen beständig vom Nervensysteme gegeben würde. Ja, man kennt ihn, den an der Grenze zwischen Gehirn und Rückenmark liegenden Theil des Nervensystems von nur wenige Linien Ausdehnung, von welchem die für's Leben unerläßlichen Bewegungen des Athmens und des Blutkreislaufes ausgehen. — Hieran sieht man die innige Verbindung und gegenseitige Abhängigkeit der organischen Thätigkeiten im menschlichen Körper von einander, man sieht, wie das Leben in einem vollständigen Kreise sich bewegt.

Sind nun die erwähnten beiden Systeme von so hoher und weitgreifender Bedeutung, so wird, da Pyrmonts Quellen seit Jahrhunderten eines gleich hohen Rufes sich erfreuen bei Blutkrankheiten wie bei Erkrankungen des Nervensystems, es sich der Mühe lohnen, die hauptsächlichsten dieser Krankheiten in allgemeinen Umrissen dem Leser zu skizziren. —

Sehr häufig bin ich von Kurgästen, die mir die Leitung ihrer Kur anvertraut hatten, gefragt worden, worauf ich nach meiner Erfahrung größeres Gewicht lege, ob auf das Trinken des eisenhaltigen Wassers, oder auf den Gebrauch des Stahlbades. Und so mag denn das, was ich den so Fragenden zur Antwort gegeben habe, an dieser Stelle hier Platz finden: Wenn auch nicht in so fern Stahltrink- und Stahlbadekur einem Zwecke dienen und auf ein Ziel hinarbeiten, daß auf beide Arten Eisen in den betreffenden Organismus eingeführt wird, das eine Mal durch den Magen, das andere Mal durch die Haut, so ist doch vor allen Dingen festzuhalten, daß die beiden

Gebrauchsweisen nicht entgegengesetzten Zwecken dienen, sondern als letztes Ziel Kräftigung im Allgemeinen haben. Während bekannter Maaßen die Eisenwassertrinkkur die Magenverdauung bessert, den Appetit hebt und durch Eiseneinverleibung ins Blut Blutleben und Gesammternährung verbessert, ist neuerdings auch der Stahlbäder Einfluß auf Anbildung und Ernährung nachgewiesen (Flechsig), wie aber für die Trinkkur Eiseneinfuhr das Charakteristische ist, so wird dies für die Stahlbäder gebildet durch Reizung der Hautnerven mittelst der Kohlensäure des Badewassers. Beide Vorgänge greifen in einander und gehen bei Blut- und Nervenkrankheiten vielfach miteinander Hand in Hand, aber für die Blutkrankheiten bildet die Trinkkur und für die Nervenkrankheiten die Badekur das Hauptmittel.

A. Blutkrankheiten.

Zunächst betrachte ich billiger Weise mit dem Leser diejenige Blutkrankheit, welche beim weiblichen Geschlechte in ihren mannigfaltigen Modificationen und mit ihren verschiedenen Folgezuständen eine Rolle spielt, die einen der bedeutendsten Aerzte unserer Zeit, Trousseau, das Wort sagen ließ: „La chlorose domine la pathologie de la femme,“ ich meine

die Bleichsucht.

Damit der Leser zuvörderst einen richtigen Begriff bekomme von der den Krankheitserscheinungen der Bleichsucht zu Grunde liegenden materiellen Veränderung, führe ich zuerst an, daß nicht nothwendig bei dieser Krankheit eine normwidrige Verminderung der Blutmenge Statt hat, daß der aus Laienmunde so häufig gehörte Ausdruck, ein Kranker habe zu wenig Blut, keine wissenschaftliche Berechtigung hat. Denn einmal kennen wir überhaupt keine bestimmte Norm für die Blutmenge eines gesunden Menschen, und fürs Andere fehlt uns ein Mittel, um im Einzelfalle die Blutmenge eines Menschen mit Sicherheit bestimmen zu können. Dagegen aber kennen wir eine Veränderung, eine qualitative Abweichung von der Norm, welche constant im Blute der Bleichsüchtigen gefunden wird, und diese besteht darin, daß der Gehalt des Blutes an rothen Blutkörperchen in der genannten Krankheit vermindert gefunden wird. Doch, ich sehe ein, daß ich dem Laien gegenüber, um verstanden zu werden, etwas ausführlicher diesen Gegenstand erörtern muß, der sonst vielleicht unverständlich sein würde. Es besteht das menschliche Blut, welches dem unbewaffneten Auge ganz gleichmäßig roth gefärbt zu sein scheint, aus einer ungefärbten Flüssigkeit und aus einer zahllosen Menge in dieser Flüssigkeit suspendirter kleiner runder gefärbter Scheibchen, welche bei ihrer Kleinheit (denn ihr Breitedurchmesser beträgt ungefähr $^1/_{4000}$ Zoll) nur bei starker Vergrößerung durchs Mikroskop wahrgenommen werden, durch ihre große Masse der gesammten Blutflüssigkeit eine rothe Farbe verleihen und rothe Blutkörperchen heißen. Nicht nur kennt die Medizin seit langer Zeit diese Blutkörperchen, sondern man ahnte auch schon seit langer Zeit ihre große Bedeutung für den Organismus, so wie man auch fand, daß bei einigen Krankheiten Schwankungen im Blute vorkämen hinsichtlich des Gehaltes an diesen Körperchen. Genauere und zuverlässige Methoden aber die Menge der Blutkörperchen zu bestimmen, haben erst die Bestrebungen der letzten Jahrzehnte in der Medizin geliefert. Eine dieser Methoden besteht darin, daß man unter dem Mikroskop in einem kleinen genau gemessenen Blutvolumen die Blutkörperchen zählt. Damit haben wir dann einen Maßstab gewonnen für die Vergleichung kranken Blutes mit gesundem, und ich werde jetzt dem Leser nicht mehr unverständlich sein, wenn ich sage, daß in der Bleichsucht der Gehalt des Blutes an rothen Blutkörperchen um ein Bedeutendes abnimmt, ja daß er bis zur Hälfte unter die Norm sinken kann. —

Erwägen wir nun, daß diese Blutkörperchen nach berechtigter Annahme der Physiologie wenigstens theilweise die Aufgabe haben, den durchs Athmen dem Blute zugeführten Sauerstoff, den großen Regulator des gesammten Stoffwechsels, in sich aufzunehmen, Sauerstoffträger zu sein, so werden wir manche Erscheinungen einer Krankheit begreifen, bei welcher der Gehalt des Blutes an Sauerstoffträgern verringert ist. Jetzt werden wir es begreifen, daß, da vom Sauerstoff der Stoffwechsel, die Ernährung und die Wärmebildung so wesentlich abhängen, bei der Bleichsucht der Appetit und die Verdauung schwach ist, die Ernährung darniederliegt und über beständiges Frösteln geklagt wird. Wenn wir ferner bedenken, wie unerläßlich für normal von Statten gehende Nerventhätigkeit genügende Zufuhr von Sauerstoff ist, so werden wir es begreiflich finden, daß bei Bleichsüchtigen so manche Erscheinungen abnormer Nerventhätigkeit beobachtet werden, von der Schläfrigkeit, Mattigkeit und Energielosigkeit an bis zum launenhaften Unaufgelegtsein, ja selbst bis zu heftigen Nervenschmerzen und krampfhaften Zufällen. Die allgemeine Hautblässe sich zu erklären bei einer Krankheit, in der das Blut vom färbenden Element so viel weniger als in der Norm enthält, wird dem Leser jetzt nicht mehr schwer fallen, sowie auch Unregelmäßigkeiten im periodischen Blutverluste bei einem so wesentlich kranken Blute nichts Auffallendes haben u. s. w. u. s. w.

Wenn nun der Leser über die Ursachen der Bleichsucht völlige Aufklärung von mir wünscht, wenn er die Frage, warum diese Krankheit in unserer Zeit so unendlich viel häufiger vorkommt als früher, bestimmt beantwortet haben möchte, so werde ich freilich diese Wünsche nur theilweise erfüllen können. Das Eine steht fest, daß die Entwickelungsperiode das Auftreten der Bleichsucht ganz wesentlich begünstigt; im Uebrigen scheint es, als müsse man psychischen Momenten einen ebenso großen Einfluß auf die Veranlassung der Bleichsucht einräumen, als materiellen zum Blute scheinbar in viel näherer Beziehung stehenden Momenten, wie sie z. B. in schlechter Ernährung liegen. Wären die zuletzt erwähnten Momente die vorzüglichsten, so würde man wohl in der ärmeren Klasse die Bleichsucht viel häufiger beobachten als in den höheren Schichten der

Gesellschaft, wovon doch gerade das Gegentheil zutrifft. — Daß die ganze Erziehung eine andere geworden ist als sie früher war, darin liegt der Grund, warum im Alterthume, das uns von manchen anderen Krankheiten meisterhafte Schilderungen hinterlassen hat, die Bleichsucht außerordentlich wenig bekannt gewesen zu sein scheint. Erst mit den 30er Jahren des vorigen Jahrhunderts beginnt die nähere Kenntniß der Bleichsucht und in unserem Jahrhundert ist unverkennbar die Häufigkeit ihres Vorkommens in steter Zunahme begriffen. Ganz unverkennbar wird in unserer Zeit mehr Gewicht gelegt auf die Ausbildung des Geistes wie auf die des Körpers. Ich will darauf verzichten, des Weiteren hier zu erörtern, wie übertriebenes frühzeitiges Lernen die Entwickelung und Ausbildung des Körpers hemmt; ich überlasse es dem Leser selbst, es sich auszumalen, was Alles im Gefolge einer vorzeitigen geistigen Entwickelung auf das Gemüth des jungen Mädchens einwirkt. Nur den Einen Punkt will ich noch hervorheben, von wie wesentlich verschiedenem Einfluß es auf die Entwickelung des weiblichen Körpers sein muß, ob ein Mädchen den größeren Theil des Tages thätig oder spielend in freier Luft heiter sich bewegt, oder ob es von früher Jugend an weder aus dem Ernst der Arbeit, noch aus dem ruhigen Sitzen in schlechter Schulstubenluft herauskommt. Es kann wohl nicht zweifelhaft sein, wo man die rothen Wangen und wo die Blässe unserer Krankheit findet. —

Ich bitte nun den Leser sich zu erinnern an den in

dem ersten Abschnitte dieser Blätter auseinandergesetzten Eisengehalt der Stahlquellen und ihn zusammenzuhalten mit dem, was so eben über den verminderten Gehalt des Blutes in der Bleichsucht an eisenhaltigen Blutkörperchen auseinandergesetzt ist. Dann wird es begreiflich erscheinen, daß Eisen die Bleichsucht heilt. Nicht große Mengen dargereichten Eisens sind hierzu erforderlich, denn auch die Gesammtmenge des in allen Blutkörperchen enthaltenen Eisens ist klein, sondern es erscheint der geringe Eisengehalt, den selbst Pyrmonts starke Eisenquellen enthalten, bei einem wochenlangen Gebrauche vollständig ausreichend, um den im Blute der Bleichsüchtigen sich geltend machenden Mangel an diesem Metall zu ersetzen. — Wer etwa geneigt sein sollte, zu der mit der Stahlquelle innerlich genossenen Menge Eisens auch noch ein Quantum hinzuzurechnen, welches bei dem Gebrauche des Stahlbades in den Organismus übergehe, den muß ich an das erinnern, was bereits an anderer Stelle dieser Blätter, wo von der Wirkung der Stahlbäder die Rede war, angeführt ist, daß nämlich bis jetzt von wissenschaftlicher Untersuchung ein Uebergang des im Badewasser gelösten Eisens in die Säftemasse des badenden Körpers nicht hat nachgewiesen werden können. Dennoch aber haben die Stahlbäder auch ihre große Bedeutung für die Heilung der Bleichsucht, indem die so häufig diese Krankheit begleitenden mancherlei nervösen Erscheinungen die wohlthätigste Einwirkung erfahren von der mächtigen Erregung des gesammten peripherischen Nervensystems von Seiten des Kohlensäurereichthums unserer Stahlbäder und überdies eine beträchtliche Anregung der allgemeinen Ernährung durch die Stahlbäder nachgewiesen ist. — Der erste Schritt zur Heilung der Bleichsucht, der in der Regel beim Gebrauche der Pyrmonter Quellen sehr bald herbeigeführt wird, ist die Hebung des Appetits und Verbesserung der Verdauung. Hartnäckige Bleichsuchten, die den Eisenmitteln der Apotheken trotzen, Bleichsuchten, bei denen die gewöhnlichen Eisenmittel nicht vertragen werden, Bleichsuchten endlich, die beständig zu neuen Rückfällen neigen, sind es, bei denen Pyrmonts Quellen ihre schönsten Triumphe feiern. —

Wenn wir nun im Anschluß an die Bleichsucht noch einige andere Formen der Blutarmuth betrachten, so ist eine der nächstgelegenen, welche in dieser Hinsicht sich uns darbietet, diejenige, welche auch bei Jünglingen insbesondere durch rasches Wachsthum herbeigeführt wird. Es scheint, daß in diesen Fällen das Blut wegen des übermäßig raschen Wachsthums Ausgaben zu machen hat für Ausbildung und Wachsthum der einzelnen Organe und Körpertheile, wie sie nicht durch die laufenden Einnahmen gedeckt werden können. Ich bin überzeugt, jeder meiner Leser kennt diese blassen langaufgeschossenen dünnen Jünglinge mit ihrem bleichsuchtähnlichen Zustande, die auch in ihrer Stimmung und ganzen geistigen Haltung einer Jungfrau oft ähnlicher sind als einem angehenden Manne. In ganz ähnlicher Weise wie bleichsüchtige Mädchen, erfahren auch diese Kranken meist ziemlich rasch die günstige Wirkung auf ihren Zustand beim Gebrauche der Eisenquellen.

Noch einer anderen Klasse von Männern, welche oft großen Vortheil zieht aus dem Gebrauche der hiesigen Quellen, möchte ich im Anschluß hieran gedenken, denn auch ihr Blut darf als ein mangelhaftes, verarmtes betrachtet werden. Es sind dies Männer, die vor der Zeit alt wurden, die in ihrer Haltung, mit ihrer abnehmenden Kraft, in Ausdruck und Farbe weit ihren Jahren vorausgeeilt erscheinen. In der Regel sind es zu starke Zumuthungen an den Körper und Geist in früherer Zeit, sei es in Genuß oder Arbeit, die es begreiflich erscheinen lassen, daß früher wie sonst im Blute der Zustand eintritt, welcher alle vom Blute versorgten Organe vor dem im Alter natürlichen Hinschwinden zu bewahren nicht mehr im Stande ist. Sie zu verjüngen wieder, diese Männer, sind natürlich unsere Quellen nicht im Stande, aber die raschere Fortentwickelung ihres Zustandes zu hemmen, gelingt allerdings bei mehre auf einander folgende Jahre fortgesetzter Kur sehr häufig, und damit scheint mir viel gewonnen in diesem Zustande.

Ein reiches Feld der Wirkung bietet ferner sich dar für die Pyrmonter Eisenquellen in denjenigen Formen von Blutarmuth, welche die Folge anderer Krankheiten sind. Als eine sehr häufige derartige secundäre Blutarmuth erwähne ich zunächst die Blutarmuth der Reconvalescenten, wie sie sich so gewöhnlich in der nach der Genesung von fieberhaften Krankheiten zurückbleibenden Schwäche und Blässe documentirt. Alle anderen Bestandtheile des Blutes werden viel leichter ersetzt als die früher besprochenen Blutkörperchen. Besonders häufig kommt solche langsame Reconvalescenz nach Nervenfiebern vor, und ich bin überzeugt, jeder meiner Leser wird aus dem Kreise seiner Bekanntschaft solcher Fälle sich erinnern, wo es Monate und halbe Jahre nach Ablauf eines Nervenfiebers dauerte, ehe das alte Maß körperlicher und geistiger Kräfte wieder erlangt wurde und ehe die Wangen ihr früheres Roth wieder zeigten. Ganz anders ergeht es Diesen, sowie allen durch voraufgegangene fieberhafte Krankheiten Geschwächten, wenn man aus ihren häuslichen Verhältnissen sie herausreißt und einige Wochen sie Stahlbrunnen trinken und Stahlbäder nehmen läßt. Die völlige Genesung dieser Reconvalescenten ist in der Regel eine so eclatante, daß man besonders bei jetzt so erleichtertem Reisen sich wundern muß, daß nicht viel häufiger noch, als es der Fall ist, solche Reconvalescenten an unseren Quellen gesehen werden.

Bei den bisher geschilderten Formen von Blutarmuth bestand kein Leiden eines bestimmten Organs, durch welches das Blutleiden bedingt und unterhalten wurde, mehr fort, und deshalb dürfen in den bisher erwähnten Formen auch die Stahlquellen allein und ungeschwächt zu äußerem und innerem Gebrauche in Anwendung gezogen werden. Vielfach anders gestaltet sich dagegen die Sache in solchen Krankheitsfällen, in denen Abnormitäten in den der Verdauung dienenden Organen das Blutleiden hervorriefen.

Als in diese Klasse gehörig führe ich zunächst an die mit einander verbundenen Leber- und Blutleiden, wie sie z. B. nicht selten beobachtet werden bei Menschen, deren Gesundheit durch einen längeren Aufenthalt in Tropenländern untergraben wurde, und die in ihrem erdfahlen, ins Gelbliche spielenden, Teint auch das äußere Gepräge ihres tiefen Leidens tragen. Sehr ähnlich diesem Leiden ist jenes, welches hervorgerufen wird durch längeres oder wiederholtes Leiden an kalten Fiebern oder allein durch einen längeren Aufenthalt in sumpfigen Gegenden, Marsch, Holland, Ungarn, in denen kalte Fieber herrschen. Auch bei Solchen pflegt ein tieferes Leiden der Unterleibsorgane, speciell der Leber und der Milz nicht auszubleiben, und da diese Organe zur Blutbereitung in innigster Beziehung stehen, so kann es in keiner Weise Wunder nehmen, wenn in solchen Zuständen die deutlichsten Zeichen von Blutarmuth gleichzeitig sich darbieten. Sind nun auch für Kranke dieser Art Pyrmonts Quellen von großer Kraft, so ist doch bei ihrer Behandlung eine genaue Individualisirung des einzelnen Falles von Seiten des Arztes dringend erforderlich. So viel läßt sich im Allgemeinen sagen, daß in einer großen Zahl dieser Fälle ein combinirter Gebrauch der Salz- und Stahlquellen sich nützlich erweist; in einigen Fällen ist es erforderlich, eine Zeit lang erst die Salzquellen und in der späteren Zeit die Stahlquellen zu gebrauchen; für andere Fälle stellt sich ein gleichzeitiger Gebrauch dieser beiden Quellen als das Richtige heraus.

Im Anschluß an diese Formen der Blutarmuth, welche hervorgerufen und unterhalten werden durch Krankheiten der blutbereitenden Organe, möchte ich wenigstens noch kurz Erwähnung thun eines Leidens, das erst die letzten zehn bis fünfzehn Jahre näher kennen gelehrt haben und welches in den letzten Jahren, wenn nicht Heilung, so doch mehrfach Besserung durch unsere Quellen gefunden hat. Ich meine die Krankheit, welche den Namen Leukämie erhalten hat, was man Weißblütigkeit übersetzen könnte. Verbunden mit Schwellung theils der Milz theils der Drüsen kommt ein vielfach räthselhafter Zustand des Blutes vor, in welchem eine zweite Art mikroskopischer Blutkörperchen, die ich bisher nicht erwähnt habe, und die in der Norm in geringer Anzahl im Blute sich finden und farblose oder weiße Blutkörperchen heißen, in sehr vermehrter Anzahl sich findet.

Zu dem im Bisherigen nach seinen verschiedenen Nüancen abgehandelten Blutleiden, der sogenannten Blutarmuth und damit auch zu den Kurmitteln Pyrmonts in nächster Beziehung stehen ferner

die Blutungen.

Sie bedingen einerseits den genannten Zustand des Blutes in sehr natürlicher Weise und auf der andern Seite werden sie auch wieder von ihm unterhalten, denn je dünner und wässriger das Blut, desto eher durchdringt es die Wandungen der kleinsten Aederchen und grade wegen dieser Wechselwirkung ist der hiesige Stahlbrunnen in Verbindung mit den Stahlbädern so heilsam bei vielen länger dauernden und zur Wiederkehr neigenden Blutungen, weil diese Kurmittel nicht nur die Kraft haben, das verarmte Blut zu restauriren, sondern zugleich auch den Blutungen selbst Einhalt zu thun. Die Blutungen, welche in dieser Hinsicht vorzugsweise in Betracht kommen, sind Blutungen aus der Nase, solche hämorrhoidaler Natur aus dem Darmkanal, ferner die dem weiblichen Geschlechte eigenthümlichen, sowie diejenigen, welche im Skorbut und in der Blutfleckenkrankheit theils aus den Schleimhäuten Statt finden, theis das Gewebe der Haut betreffen und so als vielgestaltete Formen von Blutflecken sich zeigen, die vielfach so aussehen, als ob man sich, ohne es zu wissen, gestoßen hat, und den nicht unpassenden Namen „Geisterkniffe" bekommen haben.

Ehe ich die Schilderung derjenigen Krankheiten beschließe, bei denen die Medizin Blutarmuth als den Krankheitserscheinungen zu Grunde liegend annimmt, bleibt mir noch ein Leiden zu erwähnen übrig, nämlich

die Basedow'sche Krankheit.

Es ist eigenthümlich, daß eine Krankheit die sich jetzt fast jeder Laie auf den ersten Blick zu erkennen getraut, erst seit ungefähr 20 Jahren den Aerzten bekannt ist; kaum erklärlich ist dies, wenn wir nicht entweder annehmen wollen, daß die Krankheit früher nicht existirt hat, oder daß die Zusammengehörigkeit ihrer Erscheinungen nicht erkannt und eine ihrer hauptsächlichsten Erscheinungen für eine lokale Augenkrankheit gehalten worden ist.

Das, was wir jetzt von diesem Leiden wissen, ist, daß

drei Erscheinungen ihm eigenthümlich sind, nämlich zunächst ein starkes Hervorgedrängtsein der Augäpfel, welches dem Leiden auch den Namen der „Glotzaugenkrankheit“ verschafft hat, ferner hochgesteigertes Herzklopfen, das als nervöses zu betrachten ist, da die genaueste Untersuchung des Herzens ein organisches Herzleiden in der Regel nicht nachweisen läßt und drittens kropfartige Anschwellung der in der Nähe des Kehlkopfes gelegenen Schilddrüse. Das einigende Band dieser drei Erscheinungen kennt man nicht mit Sicherheit, man nimmt nur an, daß Blutarmuth ihnen zu Grunde liegt, weil eine nicht mehr ganz geringe Erfahrung gezeigt hat, daß Eisenmittel die einzigen sind, welche einen heilenden Einfluß auf dieses Leiden ausüben. Und unter den Eisenmitteln hat bis jetzt nicht ein einziges auch nur annähernd einen so entschiedenen heilsamen Einfluß auf die Basedow'sche Krankheit entfaltet, als der Gebrauch kräftiger Eisenquellen, sowohl der innerliche wie der äußerliche. Während ich unter vielbeschäftigten Praktikern Solche getroffen habe, denen nie ein Fall von Basedow'scher Krankheit vorgekommen war, vergeht keine Saison, in der ich nicht vier bis sechs solcher Fälle behandle. So wird mir alljährlich die Gelegenheit, mich von dem entschiedenen heilsamen Einfluß unserer Quellen auf dieses Leiden zu überzeugen; aber selten gelingt bei einigermaßen stark entwickelten Fällen Heilung in einer Saison, sondern fast immer ist ein wiederholter Gebrauch der hiesigen Kur erforderlich.

Ich verlasse nun die Blutkrankheiten und gehe über zur Betrachtung des Verhältnisses der Pyrmonter Kurmittel zu den

B. Nervenkrankheiten.

Auf diesem Gebiete sind besonders meine Leserinnen schon mehr zu Hause wie auf dem bisher besprochenen; die meisten nervösen Symptone sind ihnen gar sehr bekannt und bei Manchen steht eine selbst gemachte Theorie über Nervenleiden so fest, daß sie oft sehr unzufrieden sind mit ihrem Arzte, wenn er nicht derselben Theorie huldigt. Indem ich nun den Versuch unternehme, auf den nachfolgenden Blättern die Leserinnen für meine Theorie zu gewinnen, bespreche ich in einem ersten gemeinschaftlichem Abschnitte

die nervöse Erregbarkeit oder allgemeine Nervosität und die Hysterie.

Es sind dies Zustände, die die nächste Beziehung zu einander haben und gewissermaßen nur Stufen und verschiedene Entwickelungsformen desselben Zustandes bilden, der auf der einen Seite zur relativen Gesundheit noch gehört, allmälig die Merkmale eines entschieden krankhaften annimmt, bis er am anderen äußersten Ende die allerschwersten Krankheitserscheinungen producirt.

Wie die Temperamente mehr als vierfach verschieden sind und nie zwei Charaktere ganz sich gleichen, so ist auch der Grad der Erregbarkeit des Nervensystems ein unendlich verschiedener bei verschiedenen Menschen. Während es Menschen giebt, die so träge und so schwer außer Fassung zu bringen sind, daß die nahe Feuersbrunst nicht eher sie von ihrem Platze bringt, bis die angrenzende Wand zu heiß wird, fängt eine nervöse Dame bei dem aus der Ferne gehörten Ruf schon zu zittern an. Während wir Naturen von einer Festigkeit begegnen, daß sie neben voller regelmäßiger Tagesarbeit die Abende und Nächte Monate lang in Saus und Braus zu verleben im Stande sind und dabei sich des besten Befindens erfreuen, finden wir fast häufiger jetzt im Kreise der Damen Solche, die, wenn sie eine Stunde lang zu sprechen, Visiten anzunehmen oder zu machen genöthigt waren, auf's Aeußerste fatiguirt sind, halbe Stunden lang darnach unaufhörlich gähnen, und die den Ballsaal verlassen müssen, weil die Musik für „ihre Kopfnerven" zu geräuschvoll ist. — Während der Holzsäger mit größter Gemüthsruhe sitzt, seine Säge zu feilen, fährt manche Dame schon zusammen, wenn ihr Kind den Griffel beim Tafelschreiben zu steil hält, und während manche Menschen kaum merken, welchen Gerüchen sie auf ihren Wegen begegnen, ist's vielen nervösen Damen nicht möglich in einem Zimmer zu verweilen, in welchem eine Hyacinthe oder Heliotrop in Blüthe steht. Es wird, denke ich nicht schwer halten, in den angeführten Beispielen die starken und die schwachen Nerven einander gegenüber gestellt, die nervöse Erregbarkeit oder die allgemeine Nervosität charakterisirt zu erblicken.

Ganz nahe, so nahe, daß die Uebergänge unmerklich

sind, grenzt nun an die eben erwähnte Nervosität die zur vollständigen Nervenkrankheit entwickelte Hysterie. Was in jenem Zustande sich zeigte als launenvolle Energielosigkeit, tritt hier als Willenlosigkeit und Schlaffheit auf, die in höheren Graden bis zu Lähmungen sich steigert. Und wenn dort schon die Stimmung vielfach wechselte, so kommt es hier zu den grellsten Contrasten, so zwar, daß die Bettkleidung plötzlich mit dem Ballkleide vertauscht wird und daß Weinen und Lachen in krampfhafter Form mit einander wechseln. Aber nicht bei den leichteren Krampfformen bleibt es; während einige hysterische Kranke nur hin und wieder ihren Weinkrampf haben oder an dem bekannten Gefühl der Zusammenschnürung im Halse leiden, treten in höheren Graden der Krankheit die heftigsten Formen der Schüttelkrämpfe und des Starrwerdens auf. Und während in jenem zuerst geschilderten Grade schwacher Nerven die Sinnesnerven nur eine besondere Empfindlichkeit zeigten, kommt es in den entwickelteren Formen ausgesprochener Hysterie selbst zu wirklichen Sinnestäuschungen. Anlässe, nach denen eine nervenschwache Dame nur sich angegriffen fühlt, rufen bei vollständig entwickelter Hysterie schon eine Ohnmacht hervor, und wo jene vielleicht nur noch über angegriffenen und wüsten Kopf klagt, bekommt die wirklich Hysterische schon ihre Migräne mit Erbrechen oder der heftigste Gesichtsschmerz tritt ein u. s. w. Ich denke, das Angeführte wird genügen, um die Erscheinungen und verschiedenen Grade der Nervosität und der Hysterie in flüchtigen Umrissen zu skizziren. —

Sehr nahe liegt mir nun an dieser Stelle, wo ich die Schilderung der hysterischen Krankheitserscheinungen schließe, der Wunsch, mich mit den Leserinnen zu verständigen über die Bedeutung dieser Erscheinungen, da ich aus vielfachstem Verkehre mit nervösen Damen weiß, wie viel ihnen natürlicher Weise daran liegt, daß ihr Arzt von der Realität ihrer Leiden überzeugt ist. Deshalb spreche ich mich in Folgendem kurz darüber aus. Nach meiner Ueberzeugung sündigt derjenige Arzt eben so sehr gegen die Wissenschaft wie gegen seine Kranken, der einfach über hysterische Kranke den Stab bricht, indem er ihre Leiden für eingebildet und fingirt erklärt. Abgesehen von den seltenen Fällen, die allerdings vorkommen, aber im großen Ganzen für die Beurtheilung doch nicht maßgebend sein können, in denen Kranke ihren Arzt und ihre Umgebung hintergehen und täuschen, ich sage, abgesehen hiervon, begreife ich den Ausdruck „eingebildete Leiden" nicht recht; eine Kranke mag in ihren Schilderungen z. B. einen Schmerz als zu heftig darstellen, aber wie sie sich einbilden soll, daß sie, während ihr Kopf frei ist, an Kopfschmerzen leidet, oder daß ihre Muskeln im Halse sich im Zustande des Krampfes befinden, während sie in Wirklichkeit frei davon ist, ich gestehe, daß ich dafür kein Verständniß habe. Ich glaube an die Realität der krankhaften Empfindungen der Hysterischen, glaube es auch in meiner wissenschaftlichen Monographie über Hysterie wahrscheinlich gemacht zu haben, daß eine materielle Veränderung im Nervensystem den hysterischen Krankheitserscheinungen zu Grunde liegt. Indem ich also die Realität der hysterischen Krankheitserscheinungen, sofern nicht absichtliche Täuschungen vorliegen, bestimmt zugebe, muß ich auf der andern Seite auch eben so bestimmt behaupten, daß diese Kranken mit ihrer Willenskraft entschieden auf den Ausbruch und die Entwicklung einzelner Krankheitserscheinungen influiren können. Was der Wille kann, ist zuerst dieses, daß nervöse Kranke bei Zeiten in der Jugend den mit mannichfachen Abneigungen und Widerwillen verbundenen besondern Empfindlichkeiten der Sinnesnerven Halt gebieten und entgegenarbeiten. Wer von vorne herein jedes unangenehme Geräusch oder Geruch zu vermeiden sucht, Sammt nicht berührt, weil er sich unangenehm anfaßt u. s. w., kann sicher sein, daß im spätern Leben die so verzogenen Nerven ihm viel zu schaffen machen werden. Und ich habe die Ueberzeugung, daß es zu keiner Zeit im Leben zu spät ist, gegen diese abnormen Empfindungen anzukämpfen und die Nerven auch an Unangenehmes zu gewöhnen. Der schon im vorigen Jahrhundert den nervösen Damen gegebene Rath: „Traitez les nerfs en canaille", ist auch noch heute ein vortrefflicher. Hat dagegen eine hysterische Dame heftigen Nervenschmerz, leidet sie an heftiger mit Erbrechen verbundener Migräne, so würde es wohl ein thörichtes Unternehmen sein, wenn der Arzt ihr den Rath gäbe, dagegen anzugehen. Wiederum tritt aber das Dagegenangehen in sein Recht, wenn es sich um die Krämpfe handelt, sei es, daß es bloß ein krampfhaftes Schluchzen ist, sei es, daß es allgemeine

Krämpfe sind. So gewiß es heftige, z. B. die der Epilepsie ähnlichen Formen der hysterischen Krämpfe giebt, die sich durch den Willen nicht bannen lassen, so entschieden ist der Einfluß des Willens auf viele andere, leichtere Formen. Die nicht ohne Erfolg in einigen Krankenhäusern durchgeführte Maxime: „Hysterische Krämpfe werden nicht gestattet", geben davon Zeugniß. Es ist allgemeine ärztliche Erfahrung, daß übermäßige Theilnahme, angstvolle Sorge und weichliches Trostzusprechen von Seiten des Arztes und der Umgebung den Kranken die schlechtesten Dienste leisten, daß dagegen ruhig ernstes Verweisen auf den eignen Willen ungleich rascher zum Ende der Krampfattaquen führt. In recht frappanter Weise hatte ich vor einigen Jahren den Willenseinfluß zu beobachten Gelegenheit. Ich wurde zu einer mir schon vom vorigen Jahre her bekannten liebenswürdigen intelligenten Dame gerufen und fand sie in recht stark entwickelten hysterischen Krämpfen, meine Fragen nach näherer Auskunft unbeantwortet lassend. Da die Dame ohne Begleitung war, erklärte ich ihr, daß ich nur Papier und Feder bedürfe, um ihr durch verordnete Medizin Linderung schaffen zu können. Wie groß war mein Erstaunen, als die Kranke plötzlich vom Lager aufsprang und mir alles Gewünschte besorgte; dies Erstaunen wurde nur übertroffen von dem, in welches ich versetzt wurde, als die Dame sofort wieder ins Bett sprang und die Krämpfe fortsetzte. Ich fasse also kurz das in dem bisher Gesagten Liegende dahin zusammen, daß eben so wenig die Realität der hysterischen Leiden zu bezweifeln ist, als der Einfluß des Willens auf ihre Beschränkung in vielen Fällen.

Es würde zu weit führen, wollte ich hier meine Ansicht über die Ursachen und die Behandlung der Hysterie vollständig entwickeln. Deshalb mögen einige kurze Andeutungen hierüber genügen.

Außer den in der Erblichkeit liegenden, sowie den mannichfachsten in einer verkehrten Erziehung und geistigen Ausbildung begründeten ursächlichen Momenten, außer den vielerlei psychischen Einflüssen, welche auf die Entstehung der Hysterie einwirken, unter denen ich das Gefühl des verfehlten Lebenszweckes sehr hoch anschlage, nenne ich als mehr materielles ursächliches Moment für die Entstehung der Hysterie den Einfluß mangelhaften Blutes auf das Nervensystem. Hiedurch wird es erklärlich, daß Kranke, die an hochgradiger Bleichsucht leiden, sehr selten ganz frei sind von allen hysterischen Krankheitserscheinungen. Und endlich möchte ich meinen Leserinnen noch die ernste Erwägung einer der häufigsten Ursachen der in Rede stehenden Krankheit ans Herz legen. Die Krankheit heißt Hysterie, auch aufsteigende Mutter, weil man früher schon ahnte, daß Unterleibsleiden eine häufige Ursache der Hysterie bilden; und in der That hat eine exacte Forschung der letzten Jahrzehnte die Richtigkeit dieser Annahme bis zur Evidenz erwiesen. Wie häufig gelingt es, die heftigsten hysterischen Erscheinungen, die bis dahin allen Mitteln getrotzt hatten, zu beseitigen durch Constatirung und Beseitigung eines bis dahin nicht geahnten Unterleibsleidens!

Deshalb möchte ich allen Hysterischen den wohlgemeinten Rath geben, der Erforschung dieser ursächlichen Leiden keinerlei Schwierigkeiten in den Weg zu legen. Ich komme auf diesen Punkt im spätern Verlauf dieser Auseinandersetzungen noch einmal zurück.

Die Behandlung der Hysterie nun anlangend, so sind an erster Stelle etwa entdeckte Unterleibsleiden zu beseitigen, und dazu giebt es, wie die Erfahrung der letzten Zeit gezeigt hat, nirgends eine glücklichere Combination, als die in Pyrmont sich findende der Salz- und Eisenquellen, theils zur Trinkkur, theils als Bad angewandt. — Wie schon vorhin angedeutet wurde, werden vielfach die hysterischen Krankheitserscheinungen hervorgerufen durch den Einfluß mangelhaften Blutes. Hierin liegt es begründet, warum so viele Kranke dieser Art durch den Gebrauch unseres kräftigen Eisenwassers allein geheilt werden. Und endlich lege ich für die Heilung der Hysterie ein großes Gewicht darauf, daß die gesammten Hautnerven und von ihnen aus das ganze übrige Nervensystem täglich durch die Kohlensäure der Stahlbäder in einen gelinden Erregungszustand versetzt werden, welcher eine bessere Ernährung und Stärkung des gesammten Nervensystems herbeiführt. Die richtige Handhabung dieser Mittel in den genannten Zuständen erheischt aber vielfache Umsicht und großen Takt von Seiten des Arztes, so daß es mindestens eine große Unvorsichtigkeit ist, wenn mitunter nervöse und hysterische Damen die Pyrmonter Kur ohne Anleitung eines Arztes gebrauchen. Oft müssen bei zu hoch gesteigerter Erregbarkeit die Salzbäder den Stahlbädern erst die Bahn brechen; nicht selten bestehen chronisch-entzündliche Unterleibsleiden, welche den Gebrauch der Stahlbäder ganz untersagen. Ferner giebt es manche Hysterische, die wohl die Stahlbäder vertragen, wo aber weder der Zustand des Blutes zu innerer Anwendung von Eisenmitteln auffordert, noch auch erfahrungsmäßig der Stahlbrunnen vertragen wird. —

Nachdem ich nun derjenigen Nervenkrankheit, welche das größte Contingent für Pyrmont liefert, einen besonders großen Raum in diesen Blättern geglaubt habe einräumen zu müssen, halte ich es für meine Pflicht, der übrigen Nervenkrankheiten nur in Kürze zu gedenken.

Die Nervenschmerzen und Lähmungen.

Seit man die Ueberzeugung gewonnen hat, daß eine große Menge von Nervenschmerzen, Neuralgieen, wie der nervöse Magenschmerz (Magenkrampf), der Gesichtsschmerz ꝛc. besonders häufig bei blutarmen Individuen vorkommt und durch schlechte Blutbeschaffenheit bedingt wird, ist man zu weit, weil über die Wahrheit hinaus, gegangen, wenn man annahm, daß alle Nervenschmerzen, die in Pyrmont geheilt werden, in die eben geschilderte Klasse gehörten. Abgesehen von den schon bei der Hysterie erwähnten hysterischen Nervenschmerzen, sind auch die Fälle von nervösem Hüftweh und Gesichtsschmerz hier zu erwähnen, die vielleicht ursprünglich rheumatischen Ursprungs waren, von denen Individuen in vorgerückteren Jahren oft lange gequält werden, ohne daß es möglich ist, eine noch fortdauernde Ursache für diese qualvollen Leiden aufzufinden. Auch in diesen Fällen bringt mitunter noch der Gebrauch der hiesigen Eisenquellen, besonders in der Form der gasreichen Bäder, entschiedenen Nutzen. —

Was die Lähmungen betrifft, so hieße es offenbar unbillige Anforderungen an die Heilkunst im Allgemeinen und speciell an Mineralquellen stellen, wenn man erwarten wollte, daß auch solche Lähmungen hier Heilung finden sollten, die davon abhängen, daß ganze Parthieen des Gehirns durch frühere Krankheitsprocesse z. B. bei früheren Anfällen von Schlagfluß, für immer zerstört worden sind. Das Einzige, was in solchen Fällen erwartet werden darf, mit dessen Erreichung aber allerdings auch schon viel gewonnen ist, ist, daß die Gesammternährung, der gesammte Kräftezustand solcher Kranken gehoben wird, wodurch denn oft eine specielle Einwirkung auf die Lähmung selbst Statt zu finden *scheint*. — Von den vielen sonstigen Arten von Lähmung aber sehen wir alljährlich Fälle hier Heilung oder Besserung finden, sei es nun, daß die Lähmung als Folge und Nachkrankheit eines fieberhaften Leidens, welches das Nervensystem in besondere Mitleidenschaft zog, auftrat, z. B. nach fieberhaften Ausschlags- und Zahnkrankheiten in der Kindheit, nach dem Typhus im späteren Lebensalter ꝛc., sei es, daß die Lähmung nur eine Theilerscheinung der früher geschilderten Hysterie ist, oder daß sie durch rheumatische Einflüsse oder die Einwirkung giftiger Substanzen (Blei, Arsenik,

Nikotin) hervorgerufen wurde. Die letzten Jahre führten auch, seit der Rachencroup, Diphteritis, so häufig in Deutschland geworden, wiederholt Lähmungen nach Pyrmont, die nach dieser bösartigen Krankheit zurückgeblieben waren; auch diese Fälle erfuhren die beste Einwirkung von Seiten der hiesigen Quellen. In der Regel bilden die durch ihren Kohlensäurereichthum so mächtig erregenden Stahlbäder, in Verbindung mit dem die Blutbeschaffenheit verbessernden Stahlbrunnen, das Hauptmittel bei der Behandlung aller dieser Lähmungen. Ja, selbst in jenen beklagenswerthen Fällen, in denen fortschreitendes Leiden des Rückenmarkes eine Lähmung der Beine bedingt, die jenen, auch dem Laien auffallenden, für Rückenmarksleiden so charakteristischen Gang veranlaßt, selbst bei diesem Leiden, für das ein entschiedenes Heilmittel zu finden der Medizin bisher nicht gelungen ist, wird mitunter eine Hemmung oder Verlangsamung des sonst unaufhaltsamen Fortschrittes durch Erregung der Nerven und durch Hebung des gesammten Kräftezustandes durch Pyrmonts Eisenquellen erreicht. Aber, soll bei der Behandlung von Lähmungen etwas erreicht werden, so ist vor Allem Ausdauer des Kranken erforderlich, denn die Kur muß meistens lange fortgesetzt und oft mehre Jahre hindurch wiederholt werden.

Der Veitstanz.

Für die gewöhnlichen leichteren Fälle von Veitstanz, welche meist in die späteren, den Entwickelungsjahren nahe liegenden Kindesjahre fallen, und mit Zu- und Abnahme innerhalb einiger Monate verlaufen, bedarf es in der Regel nicht besonderer Unternehmungen, zu denen eine kostspielige Badereise doch immer gerechnet werden muß. Aber wer hätte nicht im Kreise seiner Bekanntschaft von jenen hartnäckigen Fällen von Veitstanz gehört, in denen alle Heilversuche von den Eisenpillen an bis zum Arsenik im Stiche lassen, wo mit Auf- und Abschwankungen der Veitstanz Jahre lang sich hinzieht, wo der sicher geglaubten Heilung ein neuer Rückfall folgt, wo nicht nur der Muskeln eine solche Unsicherheit sich bemächtigt, daß das Gehen zur Unmöglichkeit wird, sondern auch die Gemüthsverfassung bis zur gänzlichen Unkenntlichkeit des früheren Charakters total modificirt ist. Solche scheinbar verzweifelten Fälle sind es, die man in der Regel erst Pyrmonts Quellen zuführt und an denen sie dennoch ihre schönsten Erfolge zeigen. Gerade die letzten 10 Jahre haben mir mehre Fälle der genannten Art zugeführt, junge an Veitstanz leidende Mädchen, die in trostlosestem Zustande zu Anfang der Kur geführt oder im Rollstuhl gefahren werden mußten und elastischen Ganges Pyrmont wieder verließen. Aber ich darf nicht verhehlen, daß solche Kranke lange bleiben müssen, daß ich oft lange Zeit neben dem inneren Gebrauch der Stahlquelle die Soolbäder habe gebrauchen lassen müssen, ja auch bei verfrühtem Anfang des Gebrauchs der Stahlbäder zu den ersteren habe zurückkehren lassen müssen; aber der Erfolg war brillant, nur geht die Behandlung nicht nach der Schablone, sondern sie will nach sorgfältigster Individualisirung des Falles gehandhabt werden. Noch bildet, was den Veitstanz anlangt, ein nach geheilter eigentlicher Krankheit zurückbleibender kleiner Rest Schwäche und Unsicherheit einzelner Muskeln oder ganzer Glieder ein nicht seltenes dankbares Heilobject für Pyrmonts Quellen. —

II. Ueber die Krankheiten, welche entweder in den Kochsalzquellen ihr Hauptheilmittel finden oder in dem combinirten Gebrauch der Stahl- und der Kochsalzquellen.

A. Die Scropheln.

Soweit die medizinische Wissenschaft diese durch alle Schichten der Gesellschaft und die Länder aller Zonen verbreitete Krankheit, die sich in entzündlichen Reizungen in allen Theilen des Körpers kundthut, auf der Haut wie in den Knochen, in den Drüsen wie auf den Schleimhäuten und schon dadurch ein Grundleiden allgemeinster Natur verräth, hat ergründen können, liegt eine Abnormität in dem ganzen Ernährungsvorgange und eine Langsamkeit in dem unablässig im Organismus von Statten gehenden Stoffwechsel all' den angedeuteten mannichfachen Erscheinungen zu Grunde. Wenn es auch eben so wenig meine Absicht sein kann, hier eine Schilderung dieser Einzelerscheinungen zu geben, als die ganze Skrophelbehandlung hier detaillirt zu liefern, so will ich mir doch gestatten, einige Hauptmomente der letzteren hier hervorzuheben. Mußte ich als das Charakteristische der Scrophelkrankheit hervorheben eine allgemeine Abnormität des gesammten Ernährungsvorganges, so hebe ich als folgerecht hieraus hervorgehend hervor, daß auch die Gesundheitsmaßregeln dagegen gleicherweise sehr allgemeiner Natur sein müssen, und will ich nur zweierlei in dieser Hinsicht andeuten. Zunächst müssen die Speisen richtig gewählt werden und zwar so, daß die thierischen Substanzen Fleisch, Eier, Milch, Fett eine weitaus bevorzugte Rolle spielen müssen gegen Kartoffeln, Brod u. s. w. Und das zweite wichtigste Bedürfniß, welches zu erfüllen ist, ist, daß für eine reine und sauerstoffreiche Luft in ausgiebigster Weise für die Scrophelkranken gesorgt wird. Wohl ist dies oft recht schwer für Eltern, die mit ihren Kindern verurtheilt sind in engen Keller- und Hofwohnungen ihre Tage zu verbringen, aber auch von denen, welchen ihre Verhältnisse das Beste gestatten, sehen wir unendlich viel sündigen gegen das ausgesprochene Gebot. Wie ganz anders würde es um die Entwickelung und den Verlauf der Scropheln bei so manchen Kindern stehen, wenn die Mütter es sich zur Pflicht machten, soviel wie möglich ihre Kinder in der frischen Luft sein zu lassen. Unvertand und Aengstlichkeit, die da glauben und fürchten lassen, daß die einzelnen scrophulösen Schwellungen, Eiterungen rc. durch Erkältungen verschlimmert werden könnten, bringen hier unendlich viel Schaden. Sowie ich mich auf diese wenigen Bemerkungen nach dieser Richtung hin beschränke, so will ich auch absehen von der Behandlung mi Medikamenten, wie sie jetzt von der medizinischen Wissenschaft als richtig erkannt wird, und mich beschränken auf das, was uns hier für den Aufenthalt in unserem Bade am nächsten liegt. Es giebt wenig Punkte in der ganzen Heilkunde, über welche solche Einstimmigkeit unter den Aerzten herrscht, als der, daß Soolbäder das souveränste Mittel gegen die Scropheln sind und darf ich den Leser an die Schilderung unserer schwachen und starken Soolbäder an früherer Stelle erinnern. Neben diesen wichtigen Bädern ist für viele Arten und Formen der Scrophelaffekte der Gebrauch der kochsalzhaltigen Trinkquelle von wesentlicher Bedeutung, und da es nun neben gedunsenen scrophulösen Kindern von gutem, nicht selten rothem Colorit mitunter auch solche giebt, die das unverkennbare Gepräge von Blutarmuth zeigen, so darf ich mit Rücksicht auf diese nicht unterlassen hier zu bemerken, daß Mischungen der kochsalzhaltigen mit den Eisenquellen zum innerlichen Gebrauch oft heilsamste Dienste leisten; inwiefern man dabei vielfach wohl thut für den Zusatz zur Kochsalzquelle die leichtere Quelle, die Helenenquelle, zu benutzen, das zu erwägen und festzusetzen, ist nur ärztlicher Einsicht möglich.

B. Unterleibsvollblütigkeit, Hämorrhoiden und Gicht.

In einen gemeinsamen Rahmen fasse ich die Schilderung dieser Leiden zusammen, weil sie in nächster Beziehung zu einander und in Abhängigkeit von einander stehen. Wir wissen, daß sowol der in späteren Lebensjahren an Hämorrhoiden Leidende als auch der, welcher in einem späteren Lebensalter von gichtischen Beschwerden heimgesucht wird, in den früheren Lebensjahren des Mannesalters vielfach, ja man kann fast sagen, meistens mit der Plage mancherlei Unterleibsbeschwerden zu kämpfen hat, die in den vielseitigsten Störungen des Verdauungsaktes und in den mannigfaltigsten abnormen Empfindungen im Unterleibe bestehen und theoretisch abhängig gemacht werden von Blutüberfüllung des Unterleibs. Wir wissen, daß mit dem verlangsamten Kreislauf des Blutes in ausgedehnten Adern des Unterleibs ein trägerer und langsamerer Stoffwechsel im ganzen Organismus verbunden ist, wovon veränderte Ausleerungen nicht nur, sondern bei der Gicht z. B. auch abnorme Ablagerungen in den Gelenken abhängen, und wodurch zugleich vielfach die Erscheinungen von Wallungen und Congestionen bedingt werden. — Diesem Gesammtcomplex von Erscheinungen stellt man in unseren Salzquellen, innerlich und äußerlich angewandt, ein Mittel entgegen, welches die Verdauung verbessert und welches auf Beschleunigung des Stoffwechsels einen mit Entschiedenheit nachgewiesenen Einfluß ausübt, und erinnere ich den Leser hierbei an die im ersten Abschnitt gemachte Zusammenstellung unserer Salzquelle mit dem Kissinger Rakoczy und dem Homburger Elisabethbrunnen.

Zwei Worte noch möchte ich an dieser Stelle über die ursächliche Veranlassung dieser Leiden sagen. Zunächst ist die erbliche Anlage zu diesen Krankheiten durch die vielseitigste Beobachtung nachgewiesen. Doch mehr noch als die Sünden der Väter sind es die eignen, die in Form dieser Krankheiten sich rächen. Man betrachte einmal einen Arbeiter, der durch Körperanstrengung vom frühen Morgen bis in den späten Abend einen raschen Verbrauch, einen regen Stoffumsatz, herbeiführt, und sehe, wie er bei verhältnißmäßig geringem Genuß von Fleisch und Fett der besten Gesundheit sich erfreut. Und nun betrachte man einen Lebemann aus den höhern Ständen, der bei dem reichlichsten Genuß von Fleisch, Eiern, Austern 2c., den nahrhaftesten Substanzen, die es giebt, bei mehrmaligem Genuß schwerer geistiger Getränke, die nicht, wie man allgemein glaubt, die Verdauung fördern, bei Genuß starken Caffee's, der den Stoffwechsel verlangsamt, besondere Körperanstrengungen, außer einer kurzen täglichen Promenade, nicht kennt. Wie kann da eine Harmonie auf die Dauer sich herausstellen, wie wäre es möglich, daß unter solchen Bedingungen auf die Dauer die Gesundheit sich erhielte?! Nicht Salzbrunnen und Salzbäder sind darum allein in solchen Fällen im Stande, das gewünschte Ziel herbeizuführen, sondern Regulirung der Diät, Beschränkung der Zufuhr ist wesentlichste Bedingung der Heilung.

Oft entwickelt sich bei den genannten Leiden in spätern Jahren, sei es in Folge profuser Blutungen bei Hämorrhoidariern, sei es in Folge lange daniederliegender Verdauungsthätigkeit oder in Folge aufreibender gichtischer Schmerzen, ein Zustand allgemeiner Schwäche und Schlaffheit, der dringend zum Gebrauche der dann sehr heilsamen Stahlquellen auffordert.

C. Rheumatismus und Reste von früheren Entzündungen.

Wenn es auch so wenig in meiner wie in eines andern

Arztes Macht gelegen ist dem Leser eine genaue Definition von Rheumatismus zu geben oder ihm zu sagen, worin das Wesen dieses vielverbreiteten Leidens besteht, und wenn ich auch nichts weniger wie die Absicht habe die vielfach verschiedenen Gestaltungen und Formen desselben zu schildern und abzugränzen, so möchte ich doch mit wenigen Worten sagen, was davon für eine hiesige Kur paßt. Natürlich haben Badekuren überhaupt und so auch unsere Soolbäder keine Bedeutung und Verwendung für Solche, die an fieberhaft rheumatischen Zuständen, also z. B. an rheumatischem Fieber und am fieberhaften Gelenkrheumatismus leiden. Ebenso ist an derartige Heilversuche nicht zu denken, wo es sich noch um frische entzündliche Schwellungen handelt. Dagegen wird mit vielem Erfolg Gebrauch gemacht von den Soolbädern, wenn es sich um fieberlose herumziehende vielfach von Witterungsveränderungen abhängige rheumatische Schmerzen handelt, sowie ferner, wenn frühere fieberhafte abgelaufene entzündliche Rheumatismen alte Reste hinterlassen haben, von denen Steifigkeiten und Lahmheiten abhängen, die vielfach den Gebrauch der Muskeln und Sehnen des betroffenen Gliedes schmälern. Will man den in derartigen Zuständen eines besonderen Rufes sich erfreuenden Wiesbadener Bädern recht nahe kommen mit unseren kochsalzhaltigen Bädern, so muß man dieselben von höherer Temperatur wie gewöhnlich nehmen, und man muß die Bäder von der ganz schwachen oder nur durch geringen Zusatz der starken verstärkten Soole nehmen, und sich nicht auch des recht gewöhnlichen landläufigen Irrthums, daß die Bäder zu Wiesbaden recht stark an Kochsalz wären, schuldig machen. — Wie man in Rheumatismusfällen, in denen Kräfte wie Nerven sehr mit angegriffen sind, vielfach die an Kohlensäure reichen Bäder von Rehme und Nauheim bevorzugt, so kann man mit ähnlichem Erfolg Soolbäder mit Zusatz von Fichtennadelextrakt nehmen, wie solche hier in der vortrefflichen Privatbadeanstalt von Wigand bestens bereitet werden. —

Den Resten früherer Rheumatismen in ihrem Wesen recht nahe stehend sind die alten Reste früherm anderweitigen Entzündungen. Ohne daß ich mich berufen fühlen kann, alle Arten und Veranlassungen in dieser Hinsicht hier durchzunehmen und zu schildern, wie das eine Mal Gicht dabei im Spiele ist, wie ein anderes Mal Alles herdatirt von einer Verletzung, Verrenkung, Schußwunde u. Dgl. oder wie eine Wochenbettskrankheit entzündlicher Natur deu Ausgangspunkt bildet, will ich meinem bestimmten Zwecke gemäß es nur hervorheben, wie unter den Mitteln, welche die Lösung und Vertheilung solcher alten Entzündungsreste fördern, der Gebrauch der Soolbäder obenan steht, und wenn nicht übergroße allgemeine Erregbarkeit dagegen spricht, so sind die Soolbäder in voller Stärke zu verwenden.

Als ein recht mächtiges Mittel um fördernd und nachhelfend neben und nach den Soolbädern dem Zwecke der Vertheilung und Auflösung alter Entzündungsreste zu dienen, besitzen wir seit 5 Jahren gleich andern Stahlbadeorten vortrefflichste Moorbäder, welche in der schon bei Gelegenheit der Fichtennadelbäder genannten Privatbadeanstalt von Wigand abgegeben werden. Indem ich vollständig darauf verzichte, meinem nichtärztlichen Lesepublikum gegenüber die im ganzen noch recht wenig aufgeklärten Fragen über die Kraft, Bedeutung und Wirkung von Moorbädern im Allgemeinen eingehend zu besprechen, sei es mir gestattet für die in Rede stehende Wirkung der Moorbäder mich auf einen Vergleich zu berufen, der auch in wissenschaftlichen Kreisen allgemeiner Anerkemiting sich zu erfreuen gehabt hat. Bei ihrer meistens hohen Temperatur und breiartigen Consistenz wirken nämlich nach Flechsigs Aufstellung die Moorbäder gleich einem großen Cataplasma.

D. Frauenkrankheiten.

Es giebt eine Anzahl oon Badeorten, die sich brüsten mit ganz besonderen Heilleistungen im Gebiete der Frauenkrankheiten und deshalb vielfach geschmückt sind mit dem Namen der Damenbäder; wie Deutschland an solchen Bädern Schlangenbad hat und Landeck, so haben die Franzosen ihr St. Sauveur und Cautrets. Und sollte mit Recht und Fug ein Bad Anspruch machen dürfen auf diesen Namen, so wäre es in erster Linie und vor allen andern Bädern Pyrmont. Wie kein anderer Platz so gleichzeitig ausgestattet ist mit Stahlquellen und Kochsalzquellen von verschiedener Stärke zu Trink- wie zu Badekuren, so ist kein anderes im Stande die verschiedenen Heilaufgaben, die sich dem Arzte stellen für die Heilung der Frauenkrankheiten, zu erfüllen. An früherer Stelle ist es bereits ausführlich erörtert worden, welche große Verbreitung nicht nur sondern auch welche hohe Bedeutung für's weibliche Geschlecht die Bleichsucht hat — La chlorose domine la pathologie de la femme —, und wie in den Stahlquellen das bewährteste Heilmittel dagegen gefunden wird. Ich erinnere an die frühere Auseinandersetzung, wie unendlich verbreitet in der Damenwelt die vielgestaltige und die mannigfachsten Abstufungen zeigende allgemeine Nervenreizbarkeit und Hysterie ist. Wie auch sie vielfach in den Stahlquellen hauptsächliches oder alleiniges Heilmittel finden, habe ich früher des Näheren erörtert, und ich füge hier hinzu, wie in unendlich vielen Fällen dieses Leidens ein vorläufiger oder ein Mitgebrauch der Kochsalzquellen neben den Stahlquellen von großer Bedeutung ist. Ich muß darauf verzichten des Näheren hier einzugehen auf starke Blutverlüste, anderweitige in starken Absonderungen begründete Verlüste, starke regelmäßig wiederkehrende begleitende Schmerzen u. s. w. Nur auf die mehr oder weniger entzündlichen Schwellungen, Verschwärungen, Lageveränderungen &c. im Unterleibe, denen die Medizin der letzten 20 Jahre mit Recht eine so hohe Bedeutung beigelegt hat, möchte ich mit einigen Worten näher eingehen. Diese lokalen Unterleibsleiden haben in den letzten Decennien nicht nur die Aufmerksamkeit der Aerzte sondern auch die der Kranken im hohem Grade auf sich gezogen, und dies hat zu dem Vortheil geführt, daß die Letzteren mehr und mehr aufhören, der so nothwendigen Erforschung des letzten Grundes der Leiden Widerstand entgegenzustellen, weil die Ueberzeugung sich Bahn gebrochen, daß der erste nothwendige Schritt zum Heilen das Erkennen ist. Der Reflex der in Rede stehenden örtlichen Leiden im ganzen Nervensystem, die Nervenbeschwerden, sind es vielfach, die diese Leidenden nach Pyrmont führen. Allerdings kommt manche nervenleidende Dame nach Pyrmont in dem Bewußtsein, daß sie nervenleidend ist, weil sie am Unterleib leidet, aber nach einer Erfahrung, die nach Tausenden rechnet, schätze ich die Zahl derer nicht klein, die nach Pyrmont kommen, weil sie an den Nerven leiden und die keine Ahnung davon haben, daß der wahre Grund davon anderswo liegt. Diese eines Besseren, weil eines Richtigeren, über den wahren Grund ihrer Nervenleiden zu belehren, bleibt denn recht häufig Aufgabe des Badearztes.

Einen Rath möchte ich, ehe ich diesen Abschnitt schließe, den betreffenden Damen noch geben. Es kommt mir so unendlich häufig vor, daß Damen, welche in der in Rede stehenden Weise krank sind, und die sich bis dahin nur einfach für an den Nerven leidend halten, in der bestimmten vorgefaßten Meinung hier anlangen, die Stahlbäder seien für sie das rechte Heilmittel. In vielen dieser Fälle stellt sich nun sehr bald bei näherer Erforschung und Erwägung heraus, daß sie entweder gar nicht Stahlbäder oder jedenfalls vorher eine große Reihe Soolbäder nehmen müssen. Solche Damen sehe ich dann vielfach „gleichsam als wäre nach Pyrmont kommen und nicht Stahlbäder nehmen gleichbedeutend mit nach Rom gehen und den Papst nicht sehen," ein gar enttäuschtes Gesicht machen. Sie kommen sich vor, als hätten sie eine verfehlte Reise gemacht. Vor diesem ganzen Benehmen möchte ich durch diese Zeilen warnen; es stehen mächtige Mittel zum Heilen hier zur Disposition, aber wenn das Vertrauen, daß der behandelnde Arzt sie richtig zu handhaben weiß, nicht fest ist, dann steht es nicht richtig um das Verhältniß zwischen Patient und Arzt.

Fünfter Abschnitt.

Historisches, Topographisches und Oekonomisches enthaltend.

1. Historisches.

Ueber den Namen Pyrmont.

Zunächst möchte ich den Leser darauf aufmerksam machen, daß der Name an Ort und Stelle anders ausgesprochen wird, als im ganzen Norden; während die Bewohner der Stadt und des Fürstenthums selbst bei der Aussprache den Ton auf die erste Silbe legen, wird im ganzen Norden allgemein die letzte Silbe betont. Eine solche verschiedene Betonung bei der Aussprache von Ortsnamen hat man übrigens gar nicht selten wahrzunehmen Gelegenheit. Während man z. B. in Hamburg und seiner Umgebung bei der Aussprache des Namens Helgoland stets die letzte Silbe betont, hört man weiter südlich ganz allgemein bei diesem Namen den Ton auf die erste Silbe legen, und während die Einwohner von Stralsund den Accent auf die erste Silbe legen, wird in der Ferne sehr gewöhnlich bei Aussprache dieses Namens die letzte Silbe betont. Wirft man nun die Frage auf, welche von solchen verschiedenen Betonungen die richtigere sei, so scheint mir, würde man am richtigsten darauf antworten, daß bei Ortsnamen, die eine klar vorliegende Bezeichnung enthalten, diejenige Silbe, welche das Speciellere, das eigentlich Bezeichnende, enthält, mehr zu betonen ist, als die Silbe, welche Allgemeineres bezeichnet. Wenn also in dem Namen Stralsund die Silbe sund entschieden etwas Allgemeineres bezeichnet, dem erst eine speciellere Bezeichnung durch die Silbe Stral gegeben wird, so meine ich muß man die Aussprache für die richtigere erklären, welche die erste Silbe dieses Namens schärfer betont. Und an dem Namen Helgoland ist ohne Zweifel die letzte Silbe „land" etwas sehr Allgemeines, das erst durch die beiden Silben „Helgo" specieller bezeichnet wird als das heilige Land und deshalb scheint mir ohne Zweifel nicht Land, sondern Helgo zu betonen zu sein.

Betonen nun die hiesigen Einwohner nach der eben entwickelten Ansicht richtig, wenn sie bei Aussprache des Wortes Pyrmont den Ton auf die erste Silbe legen, so hätte man anzunehmen, daß die letzte Silbe das Allgemeinere, die erste das Speciellere bezeichnet. Hiermit würde eine Anschauungsweise über die Entstehung des Namens, die ich im Uebrigen durchaus nicht theilen kann, in Einklang zu bringen sein, indem die nicht betonte Silbe „mont" die allgemeine Bezeichnung Berg (von dem lateinischen mons) enthielte und die betonte erste Silbe

„Pyr" Feuer (von dem griechischen $\pi\upsilon\rho$) das Speciellere, und das Ganze Feuerberg bedeutete, und allerdings findet diese Annahme einige Stütze darin, daß älteren Angaben gemäß auf dem Schellenberge stets ein geheiligtes Feuer unterhalten worden sein soll. Abgesehen davon, daß die auf „Feuerberg" deutende Schreibart „Pyrmont" nicht die älteste und daß doch für die Entscheidung der in Rede stehenden Frage die nachweisbar älteste Schreibweise maßgebend ist, wird man in der Annahme eines wunderlich aus Griechisch und Lateinisch zusammengesetzten Namens keine große Stütze für diese ganze Entstehungstheorie unseres Ortsnamens finden können.

Ebensowenig Wahrscheinlichkeit hat die Annahme für sich, daß der im Thale gelegene Ort, zu dem man durch die Berge erst gelange, deshalb von den Römern per montes (von den Einwohnern vielfach Peermont ausgesprochen) genannt sei. Die größte Wahrscheinlichkeit hat die Annahme für sich, welche sich ausführlich und gelehrt dargelegt findet bei Prof. Dr. H. K. Brandes, Detmold 1870 und die ich mit wenig Zeilen nach ihm anführe. Auf einer Anhöhe in der am Nordrande des Emmerthales hingelagerten Bergkette erbaute im Jahre 1183, sein Herzogthum in Westfalen zu schützen und zu behaupten, der Erzbischof Philipp von Köln eine Burg und nannte sie dem Apostel Petrus zu Ehren Petrimons.

Der verschiedentlich modificirte Name Pyrmont wird von Petrimons hergeleitet und entspricht Petersberg. Die Umgestaltung des Wortes Petrimons in Piermont, Permont,

Pyrmont ꝛc. kann nicht auffällig erscheinen, da nicht nur die romanischen Sprachen den Buchstaben t aus dem Worte Petrus ausgestoßen haben und Piero, Pero, Pier und Per dafür sagen, sondern auch eine der deutschen Sprachfamilie angehörende, die schwedische, dafür Per spricht.

Ueber das Alter der Pyrmonter Quellen und über die Frequenz Pyrmonts zu verschiedenen Zeiten.

Auf die Frage, wie weit in vergangene Zeiten die ältesten Zeugnisse über das Bestehen der Pyrmonter Quellen zurückgehen, hat der Herbst des Jahres 1863 eine neue, bis dahin nicht gekannte, Antwort gegeben. Um diese Zeit wurden behufs einer nöthig gewordenen Neufassung der sämmtlichen Stahlquellen umfassende Ausgrabungen in der Umgebung des Brodelbrunnens gemacht. Bei diesen wurden 12 bis 16 Fuß unter der jetzigen Oberfläche auf einem kaum 9 Quadratfuß großen Raume im moorigen Torfe unter den Wurzeln einer umgesunkenen verschwefelkiesten Linde höchst beachtenswerthe Alterthümer gefunden, nämlich (nach einer Beschreibung des Director Ludwig aus Darmstadt, welcher die Ausgrabungen und Neufassungen leitete):

a) Ein etwa $^1/_2$ Liter haltendes rundes Schöpfgefäß mit kurzem breiten Stiele aus Bronce, auf das Zierlichste und Kunstvollste gravirt und mit blauer und grüner Emaille eingelegt. Die Zeichnung besteht aus sechs fünfeckigen Rahmen mit Ranken und Laub, welche mit Laubwerk bedeckte Felder einschließen, sowie aus sechs flachen Dreiecken zwischen den obern Ecken der Fünfecke, ebenfalls mit Laub. Auch der Stiel ist emaillirt.

b) Ein runder kleiner Löffel mit gekrümmtem Stiele, dessen Ende in eine Traube ausläuft, von der Größe eines großen Eßlöffels, ebenfalls von Bronce mit einem Stempel, welcher aus zwei mit den Stielen in entgegengesetzter aber paralleler Richtung gelegten Löffelchen, die eine Ranke bedecken, besteht.

c) Einige hölzerne roh geschnitzte Schöpfgefäße.

d) Etwa 200 Tuchnadeln und etwa ein Dutzend Gürtelschnallen, theils von Bronce, theils von Bronce und versilbertem Kupferdraht verfertigt.

e) Zwei römische Münzen; die eine, eine Silbermünze, trägt das lorbeergekrönte Brustbild Domitians mit der Umschrift JMP CAES DOMJTJANUS AUG PM (Jmperator Caesar Domitianus Augustus, Pontifex maximus), auf der Rückseite eine behelmte Frauengestalt mit dem Sporn und ausgestreckten Rechten, worauf eine unkenntliche kleine Figur (Minerva?) mit der Umschrift JRYCOMN DES-VIIIPP. — Die andere Münze von Bronce hat das Brustbild eines jungen Mannes ohne Lorbeer in faltiger Tunika mit der Umschrift MAURANTON . . . , CAES PONTJF (Marcus AURelius ANTONJnus Philosophus Caesar, Pontifex), auf der Rückseite einen geharnischten behelmten Mann mit 2 Speeren, deren einen er auf der linken Schulter trägt, während er den andern mit der rechten vorstreckt in der Umschrift HTJ .... ULTOR ... Die silberne Münze aus Domitians Zeit (81 bis 96 n. Chr.) ist von schönster Präge, aber stark abgenutzt, ein Beweis, daß sie lange im Course war, die broncene aus Mark Aurels Zeit (167 bis 174 n. Chr.) ist von roher Form und Zeichnung, aber frisch und gut erhalten.

Man darf wohl Ludwig beistimmen, wenn er die Ansicht ausspricht, daß im heidnischen Alterthum der Pyrmonter Brunnen von den Deutschen heilig gehalten und als Sitz einer Gottheit angesehen wurde, wie der Name des Ortes, auf dem er entspringt, der heilige Anger, noch bezeichnet. Ein Priester reichte wohl den die Quellgottheit Verehrenden aus den gefundenen Gefäßen zu trinken, wogegen diese ein an die Wurzel der heiligen Lindenbäume niedergelegtes Opfer in Geld oder Schmuck darbrachten. Die römischen Münzen sind vielleicht durch den Verkehr mit römischen Colonieen am Rheine hierhergekommen; sie sind insofern wichtig, als sie das Alter der mit ihnen vereinigt gefundenen Gegenstände auf mehr als 1500 Jahre feststellen. (Ludwig, Archiv für Balneologie, Bd. 3, 1865.) Treue Nachbildungen der Tuchnadeln in Silber findet man bei den hiesigen Goldarbeitern, und nimmt manche Dame diesen zierlichen Schmuck als Andenken von hier mit. —

Hiernach also ist es jetzt nicht zweifelhaft, daß schon

in den ersten Jahrhunderten unserer jetzigen Zeitrechnung die Pyrmonter Eisenquellen bekannt waren und eine große, wenn vielleicht auch nicht gerade eine medizinische, Beachtung fanden. Die erste historische, sich auf das 8. Jahrhundert beziehende, Angabe ist von dem Jesuiten Nicolaus Schaten, wahrscheinlich aus den Paderbornschen Klosterarchiven entnommen, im Jahre 1774 veröffentlicht und lautet: Praeter Ambram, qui nunc Emmera dicitur, Carolum oblectarunt Pyrmontanae Aquae in conspectu Ludae, acore et medela celebres, (Bei der Ambra, die nun Emmer heißt, hat sich Karl der Große an den Pyrmonter Quellen ergötzt, die vor Lügde liegen und durch ihren säuerlichen Geschmack und ihre Heilkraft berühmt sind.) Nun steht zwar historisch fest, daß Karl der Große im Jahre 784 seine Winterquartiere in den Pyrmont benachbarten Orten Lügde und Schieder genommen hatte, aber, da Schaten seine Quelle nicht angiebt, so hat diese ganze historische Notiz keine Bedeutung.

Bestimmtere Nachricht über die hiesigen Quellen stammt aus dem 14. Jahrhundert von einem Mönch Henricus de Hervordia her, welcher in dem St. Paulikloster zu Minden lebte und bei seinem im Jahre 1370 erfolgten Tode mehrere Manuskripte über sächsische Geschichte hinterließ, aus denen von späteren Autoren folgende Stellen angeführt werden: In Westphalia juxta oppidum Lude — — — fons est, qui dicitur Sacer Fons — — — Ibidem est et alius fons, qui dicitur Fons bulliens (In Westphalen, unfern der Stadt Lügde, besteht eine Quelle, welche der heilige Quell heißt — — — Ebendaselbst ist noch eine andere Quelle, welche Brodelbrunnen heißt).

Entschieden Epoche machten unsere Quellen zuerst in der Mitte des 16. Jahrhunderts, und ist es ganz besonders das Jahr 1556, über welches uns verschiedene Beschreibungen aufbewahrt sind, unter welchen eine von Bünting in seiner zu Magdeburg 1586 gedruckten Braunschweigischen und Lüneburgischen Chronik gegebene besonders Erwähnung verdient. In dieser heißt es z. B.: „Zu derselben Zeit war ein Wundergeläuf nach dem heiligen Brunnen, so sich um diese Zeit in der Grafschaft Pyrmont und Spiegelberg etwa zwei Meilen von Hameln befunden, und wider mancherlei Krankheiten gebraucht worden, auch etlichen Leuten geholfen."

„Daher ein Geschrei ausgebrochen, als sollte und könnte dieser Brunn alle Seuchen und Gebrechen heilen: da sahe man auf allen Straßen zu fahren und reuten, und die Kranken auf Karren, Wagen und Schlitten bringen, die andern gebrechlichen Leute herlaufen, gehen und kriechen. Es wurden auch große Fasse und Kufen, Legel, Flaschen und andere Gefäße bei diesem Brunnen gefüllet und weit und ferne geführet und getragen, die abwesenden Kranken damit zu baden und zu tränken, half was es konnte, obgleich etliche darüber ihrer Gebrechen entledigt wurden, die ihre Krücken daselbst am Brunnen hangen ließen und davon gingen." Es erhellt aus dieser Stelle zur Genüge, daß schon vor 300 Jahren das hiesige Eisenwasser auch zum Baden verwandt und daß der Stahlbrunen auch schon zu damaliger Zeit versandt wurde.

Um das Ende des 16. und in der ersten Hälfte des 17. Jahrhunderts war die Fremdenfrequenz wieder eine geringere. Theils nämlich hatte ein auswärtiger, über den Zulauf zum Pyrmonter Brunnen verdrießlicher und eifersüchtiger Arzt, Namens Bergzabern, damaliger Sitte gemäß latinisirt und Tabernaemontanus genannt, dem Rufe des Brunnens durch die ausgestreute Nachricht von in ihm enthaltenen giftigen Bestandtheilen geschadet; theils trugen um diese Zeit weit verbreitete epidemische Krankheiten und besonders mannigfache Kriegsunruhen zur Verminderung des Besuches der hiesigen Quellen bei. Aber ein neues Aufblühen hatte Statt, nachdem der westphälische Frieden dem dreißigjährigen Kriege ein Ende gemacht hatte, und so sehen wir das Jahr 1681 als eins der blühendsten Jahre für Pyrmont, nicht nur, was die Frequenz im Allgemeinen betrifft, sondern auch was die Zahl hochstehender Fremden anlangt, denn nicht weniger als 35 fürstliche Personen sind in alten Büchern verzeichnet, die in der genannten Saison in Pyrmont anwesend waren, und selbst ein Pariser Journal des genannten Jahres bespricht ce qui s'est passé aux eaux de Pyrmont entre les vingt-sept Altesses qui s'y sont trouvées. — Das Jahr 1716 war ausgezeichnet durch den Besuch Peters des Großen, welcher im Juni dieses Jahres eine 17 Tage dauernde Kur hier gebrauchte und mit Leibnitz zusammentraf; in demselben Jahre gebrauchte Georg I. von England eine 15tägige Kur. In den Jahren 1744 und 1746 besuchte Friedrich der Große Pyrmont; nach ihm wurde der Oesberg, wo er den Plan zum zweiten schlesischen Kriege entworfen haben soll, Königsberg genannt, und daselbst ein Monument errichtet, welches die Inschrift trägt:

Fridericus Magnus
fonte salutifero
vires restauraturus
hoc secessu
gaudebat.

(deutsch: Als Friedrich der Große durch die Heilquelle seine Kräfte wiederherstellen wollte, pflegte er sich an diesem stillen Sitze zu erfreuen.) Friedrich der Große wohnte in dem großen etwas zurückliegenden vorletzten, jetzt Richter'schen Hause in der Brunnenstraße zur Linken, wenn man nach Oesdorf geht, und heißt diese Stadtgegend jetzt „am alten Fritz". In den Jahren 1796 und 1797 besuchte Friedrich Wilhelm II. und in dem Jahre 1806 die Königin Louise Pyrmont. Es ist bekannt, wie übel Napoleon zu sprechen war auf den „Frauencongreß" zu Pyrmont. Im Juni und Juli des Jahres 1806 hatte die Königin Louise Pyrmont besucht und hier mit der Herzogin von Weimar (Schwester des Kaisers Alexander), der Prinzessin von Coburg (Gemahlin des Großfürsten Constantin), der Kurprinzessin von Hessen &c. Unterhaltungen gepflogen, in denen von Napoleon sehr übel gesprochen worden war. Das war ihm zu Ohren gekommen. (W. Menzel, Gesch. der l. 120 J.) Noch ist das Andenken der edlen Königin hier nicht verwischt; man spricht noch in der Allee von einer Louisenlinde, und ein verstorbener Dichter hiesigen Ortes feierte vor mehreren Jahren das Andenken der Königin durch folgendes Gedicht:

Seht hier die alte Linde,
Hat viel erlebt, erlauscht
Und oft im Abendwinde
Ob Leid und Lust gerauscht.

Hier saß das Blumenmädchen,
Die schöne Sträußerin,
Wand sinnig still ihr Fädchen,
Blickt nach der Fremden hin.

Die schönste aller Frauen,
Von manchem Stern umstrahlt,
Sie naht, den Markt zu schauen,
Nimmt einen Strauß und zahlt.

Das Mädchen, wie im Traume,
Sieht scheu das Goldstück an,
Da tritt heran zum Baume
Ein edler junger Mann.

„So höre, liebe Kleine,
Du handelst gut mit mir,
Gieb für die zwei das eine, —
Nun gut, ich danke Dir.“

Wer waren denn wol diese,
Die Ihr im Bild hier seht?
Die Königin Louise,
Chamisso, der Poet.

Die Enkelin der Königin, die regierende Großherzogin von Baden, schenkte nach eigenem Kurgebrauche 1862 die Büste der edlen Großmutter zum bleibenden Andenken und Schmuck der Anlagen, die in Pietät am 100 jährigen Geburtstage von den Einwohnern bekränzt wurde.

Aber nicht nur Könige und Fürsten haben in großer Anzahl Pyrmont durch ihren Besuch Glanz verliehen; auch von den Herren der Kunst und Wissenschaft haben sehr viele sich kürzere oder längere Zeit hier aufgehalten. Im Juli 1772 schreibt Herder von Pyrmont aus an seine Braut: „Daß Pyrmont, was die Spieltische und bunten Alleentische betrifft, für mich weniger interessant gewesen, als wieder seine große, schöne, heilsame Natur, können Sie leicht denken. Ein eigenes, halb düsteres und eingeschlossenes Thal, wo der Engel des Herrn mehr als zu Siloah in alle Arten Gesundwasser steigt und sie bewegt. Stahlbrunnen, Sauerbrunnen, Salzbrunnen — ein großer Arzneitiegel der Natur.“ (Herders Briefwechsel mit seiner Braut, S. 303.) In Pyrmont war es, wo Goethe zuerst das Portrait der Frau von Stein erblickte und in Folge von Zimmermanns Mittheilungen über sie drei Nächte lang schlaflos war. (G. H. Lewes, Goethe's Leben und Schriften.) — Im Jahre 1788 war es, daß Wilhelm von Humboldt und seine Freundin „drei glückliche Jugendtage von früh bis spät als unzertrennliche Spaziergänger in Pyrmonts Alleen und reizenden Thälern“ verlebten, drei Tage, die das bekannte nahe Verhältniß und die allbekannten „Briefe an eine Freundin“ zur Folge gehabt haben.

Nachdem die Frequenz des hiesigen Bades in früheren Zeiten hoch gesteigert worden war auf der einen Seite von einem eine Zeit lang weit verbreiteten Glauben an Wunderkräfte der hiesigen Quellen und auf der anderen Seite später herabgesetzt worden war durch die Verbreitung von Nachrichten über schädliche und giftige Bestandtheile derselben, trat in den späteren uns näher liegenden Zeiten die Frequenz unseres Badeortes um so mehr in ein richtigeres Verhältniß zu seinen wirklichen Heilkräften, als besonnene und aus der Erfahrung schöpfende Brunnenschriften mehr und mehr Klarheit schafften und Wahrheit verbreiteten. Sehe ich ab in dieser Hinsicht von den älteren Schriften, sehe ich ab von dem Interesse, welches die allbekannten Aerzte Friedrich Hoffmann, Zimmermann, Hufeland, Graefe rc. Pyrmont schenkten, und gelegentlich in der Literatur bekundeten, so bleiben mir von den Brunnenärzten, die durch ihre Schriften Pyrmont besonderen Nutzen und Vortheil gebracht haben, vor Allem zu nennen J. P. Seip, der durch die Förderung vieler neuer Einrichtungen sich verdient gemacht und wie kein Anderer vor und nach ihm historische Notizen über unsere Quellen gesammelt hat, J. E. Trampel, der vor Allem um die kochsalzhaltigen Quellen bleibende Verdienste sich erwarb, H. M. Marcard, dessen Beschreibung Pyrmonts ein frischer Sinn und Originalität belebt, dem man auf jeder Seite die große praktische Begabung anmerkt und der zuerst die Heilkräfte der hiesigen Quellen gegen chronische Nervenkrankheiten in ein klares Licht setzte, und der vor bald 20 Jahren verstorbene K. Th. Menke, der durch sein gelehrtes Werk: „Pyrmont und seine Umgebungen, 2. Aufl., 1840“ um unseren Badeort sich wesentliche Verdienste erworben hat. In wie weit uns, der jetzigen Generation hiesiger Aerzte, das Streben gelingt, durch exacte Forschungen die Kräfte unserer Kurmittel näher kennen zu lernen und die Fälle, welche für ihre Anwendung sich eignen, genau zu präcisiren und von denen zu scheiden, die nicht hierher gehören, überlassen wir billig Anderen oder einer späteren Zeit zu beurtheilen.

Was nun die Frequenz von Pyrmont in jetziger und letzter Zeit anlangt, so will ich mich darauf beschränken, dieselbe für die letzten 16 Jahre anzugeben.

Es betrug:	die Zahl der Fremden	die Gesammtzahl von Stahl- u. Salzbädern
1860	4,725	46,428
1861	5,226	48,214
1862	5,389	49,762
1863	5,771	54,498
1864	6,255	58,945
1865	6,573	56,411
1866	4,090	34,235
1867	7,581	65,484
1868	7,340	67,362
1869	7,565	65,447
1870	4,958	44,314
1871	7,913	69,988
1872	10,915	74,062
1873	11,556	73,410
1874	11,892	71,726
1875	12,909	73,393

Also in den letzten 16 Jahren ist die Fremdenfrequenz gestiegen von 4725 auf 12,909 und die Gesammtzahl der Bäder von 46,428 auf 73,393; frägt man nun, welche Länder und Städte hauptsächlich ihr Contingent liefern zu den angeführten Zahlen von hiesigen Kurgästen, so ist Pyrmont ein vorwiegend von Deutschen besuchtes Bad, ja man kann weiter gehen und sagen, Pyrmont ist ein entschieden norddeutsches Bad, denn während Oesterreich, Baiern, Baden, Würtemberg und die Schweiz im Ganzen wenig hier vertreten sind, senden dagegen Preußen, Hannover, Mecklenburg, Holstein und die Hansestädte alljährlich eine große Zahl von Kurgästen hierher; die am meisten vertretenen Städte sind Berlin, Hamburg, Bremen und Hannover. Unter den Ausländern sind jedes Jahr die Holländer am stärksten vertreten, danach kommen Schweden und Dänen, ihnen folgen Russen und Polen, obgleich in den letzten 10 Jahren entschieden weniger, wogegen die Zahl der Engländer und Amerikaner in demselben Zeitraum zugenommen hat. Da die im Juni anlangenden Fremden in der Regel erst im Juli Pyrmont wieder verlassen, und die im Juli ankommenden meistens erst im August wieder abreisen, so folgt daraus natürlich daß die Zahl der gleichzeitig anwesenden Fremden im Juli am höchsten steigen muß; es wird deshalb auch der letzte Sonntag im Juli als der Tag, an welchem am meisten Fremde hier anwesend sind, der goldene Sonntag genannt.

Eröffnungstag der Badeanstalten ist der 15. Mai und Schluß derselben am 10. October.

Die Landleute, welche aus der bückeburgischen, lippeschen und preußischen Umgegend schon von Alters her alljährlich in großer Anzahl hierher kommen, nennen dies „Wi maken in't Bad", denn obgleich in einem nicht gar großen Umkreise mehre bekannte Bäder: Eilsen, Meinberg, Rehme, liegen, so heißt vor andern doch Pyrmont das Bad. Die Landleute pflegen nicht nur ihre Familie, sondern auch Victualien und Kochgeräthschaften mitzubringen und theilweise in Oesdorf theils in dem an dieses angränzenden Theile von Pyrmont zu wohnen, wobei ein Zimmer viele beherbergt, wie Aehnliches auch von den Badewannen gilt. Bietet es schon einen interessanten Anblick ganze Wagen voll dieser Landleute einziehen zu sehen, so gewinnt auch das Leben und Treiben um den Brunnen, in den Straßen und in der Allee an bunter Mannichfaltigkeit durch die in ihren Nationaltrachten einhergehenden Landleute, obgleich von Wenigen wohl weder die hohe Taille bei Männern und Frauen noch die Combination von Pelzmützen und weißleinenen Röcken bei den Männern und die eingehüllten Köpfe wie die plumpen Bernsteinhalsbänder der Frauen schön gefunden werden werden. Wie sie nicht dem Namen sondern nur der Zahl nach in den Kurlisten aufgeführt werden, eine geringere Kurtaxe entrichten und die Bäder zu geringerem Preise bekommen, so hat man sich auch seit lange so mit ihnen abgefunden, daß sie auf das Recht in der Mittelallee zu promeniren verzichten und sich begnügen in den Seitenalleen ihren Taback zu rauchen, von dem sie sich sehr schwer trennen. In der

Regel ist die Zeitdauer der Kur bei den Landleuten nur eine kurze, die meist nicht über zwei bis drei Wochen sich ausdehnt; um so mehr leisten sie dafür in der Quantität des genossenen Brunnens, so zwar, daß 30 Gläser Salzwasser am Tage von ihnen nicht für ein übertriebenes Quantum gehalten wird. Meistens wenden sie sich mit Vorliebe der Salzquelle zu, weil sie meistens es „vör de Maag" haben. — Mit der beginnenden Ernte pflegt die Hauptmenge der Landleute verschwunden zu sein. —

II. Topographisches.

Wollte ich mich lange dabei aufhalten, den Damen, die doch vorzugweise das Publikum meiner Leser bilden werden, des Breiteren auseinanderzusetzen, daß Pyrmont unter 51 Grad 59 Min. n. Br. und 26 Grad 23 Min. w. L. liegt, daß der Stahlbrunnen reichlich 404 Fuß über dem Spiegel der Nordsee liegt, und daß der Boden des Thales, in welchem Pyrmont mit seinen Quellen liegt, von dem Buntsandstein, die Hauptmasse der das Thal einschließenden Berge vom Muschelkalk gebildet wird, welchem besonders an der Außenseite der Berge der Keuper aufliegt, ich glaube, ich würde dafür wenig Dank von meinen Leserinnen erndten. Darum will ich zu näher sie Interessirendem übergehen, und, nachdem ich vom Bahnhofe sie in die Stadt geleitet habe, zu einem Gange durch Stadt und nächste Umgebung sie einladen.

In freundlichster Weise wird sicher Jeder überrascht sein durch den Blick, der sich ihm darbietet, wenn er aus dem Bahnhofe heraustritt. Denn an Anmuth und Freundlichkeit läßt der Blick auf den von üppigen Bäumen durwachsenen langhingestreckten Ort, der überragt wird von neugebauter gothischer Kirche, nichts zu wünschen übrig. Wenige Badeorte mögen eine so überraschend schöne Einfahrt haben, wie Pyrmont in seiner breiten und graden Bahnhofstraße mit seiner Allee von Ahornbäumen und seiner beiderseitigen Reihe von Villen, die in 15 Minuten in die Stadt, und zwar zunächst auf den Kaiserplatz führt.

Nachdem nun der Kurgast Wohnung genommen in einem der verschiedenen Hôtels: Badehôtel, Hôtel zur Krone, Lippischer Hof, Hôtel Stadt Bremen, wollen wir ihm das Geleit geben auf einer

Wanderung durch Pyrmont und seine nächsten Umgebungen.

Wie der Venetianer seine Fremden zuerst auf den Markusplatz führt, der Hamburger ihm zunächst den Jungfernstieg zeigt, so führe ich billig meinen Fremden zuerst zu

den Stahlquellen und zur Allee.

Ich führe ihn auf den Brunnenplatz hinein in das Brunnenhaus. Mit eigenthümlichem Gefühle wird der Fremde den „heiligen Born" betrachten, der seit manchem Jahrhundert in stets gleicher Weise sein heilkräftiges Wasser ergießt, in dessen Nähe schon vor anderthalb Jahrtausenden Römer ihre Opfer niederlegten, auf dessen Ergiebigkeit weder Dürre noch Regen bemerkbaren Einfluß üben und dessen Wasser unberührt von strenger Winterkälte und hoher Sommerhitze eine stets gleiche Temperatur von 12° C. zeigt. Die erste Ueberdachung erhielt der Brunnen im Jahre 1583; eine alte Chronik sagt, daß in diesem Jahre Graf Philipp Ernst von Gleichen „ein hübsch rund Haus" über den Brunnen bauen ließ. Dies scheint im 30jährigen Kriege zerstört worden und der Brunnen längere Zeit ohne schützendes Dach gewesen zu sein, denn 1668 ließ Fürst Georg Friedrich von Waldeck ein neues Brunnenhaus bauen, welches nach seinem fast 200jährigen Bestehen 1867 dem jetzigen würdigen Tempelbau von Gußeisen gewichen ist.

Treten wir heraus aus dem Brunnenhause, so muß ich, ehe ich meinen Begleiter in grader Richtung zur Allee weiter führe, ihn bitten zunächst nach Links und Rechts sich umzusehen. Zur linken Hand zunächst, in südöstlicher Richtung von der Stahlquelle zieht unsere Aufmerksamkeit auf sich der zur Bereitung der Stahlbäder benutzte Brodelbrunnen. Mit Interesse betrachten wir das durch massenreiche Kohlensäureentwicklung bedingte Blasenwerfen und Brodeln, das, wenn die Quelle unbedeckt ist, besonders bei nächtlicher Stille viele Schritte weit bis tief in die Allee hinunter hörbar ist. Vom Jahre 1833 bis zum Jahre 1845 bestand über dieser Quelle ein Gasbad, später waren über dem Wasserspiegel Bänke etablirt, auf denen besonders die Landleute gern zu sitzen pflegten, um das heilkräftige Gas auf die untern Körpertheile wirken zu lassen. Seit der Neufassung der Stahlquellen im Jahre 1863 ist das Bassin dieser Quelle kleiner gemacht, und theils zur Abhaltung der atmosphärischen Luft, theils um die Leitung des Gases dieser Quelle ins Brunnenhaus, wo es zur Füllung benutzt wird, zu bewerkstelligen, über dasselbe eine kegelförmige Glaskuppel angebracht.

Wenden wir uns beim Heraustritt aus dem Brunnenhause zur Rechten, so finden wir, ehe wir in die links vom Badehôtel und rechts von einer Reihe freundlicher Logirhäuser begränzte Bassinstraße eintreten, den Augenbrunnen, der sich in Form einer Pumpe mit darunter angebrachtem steinernen Becken präsentirt und unter den Landleuten noch immer Verehrer findet. Am Ende der erwähnten Bassinstraße rechts finden wir die ergiebige, für die Stahlbäder von hoher Bedeutung gewordene und als schwächere Stahltrinkquelle sehr beliebte Helenenquelle, die früher wegen der Nähe der Klosterallee die Klosteralleequelle hieß.

Wir wenden uns jetzt wieder unserer ersten Richtung zu und treten ein in die Allee, die mit Recht den Ruf, den sie weit und breit genießt, die schönste in Deutschland zu sein, besitzt. Am ehesten noch wäre die im Pyrenäenbade Bagnères de Luchon befindliche Allee im Stande, als Concurrentin unserer Allee aufzutreten. Die Pyrmonter Allee mit ihren 4 Reihen Bäumen hat eine Länge von 500 und eine Breite von 40 Schritt. Sie ist 1668 vom Fürsten Georg Friedrich von Waldeck angelegt, also reichlich 200 Jahre alt. Freilich hat dieser und jener der ursprünglich gepflanzten Bäume vor Altersschwäche seinen Platz räumen müssen, aber man hat es verstanden, mit Nichtbeachtung beträchtlicher Mühen und Kosten, durch erwachsene Bäume die scheidenden zu ersetzen, indem man sie zur Winterzeit mit einer beträchtlichen Masse um die Wurzeln festgefrorner Erde versetzte. Und so sehen wir, den Blick nach oben gewandt, einen vollständigen Dom gebildet von den Kuppeln der Bäume, während die Füße auf einen Boden treten, wie er so untadelhaft selten auf einem Spaziergange sich finden mag. Rechts und links sehen wir Läden der verschiedensten Art, rechts das Orchester, den Kursaal und das Schauspielhaus, links Kaffeehaus und Conditorei, sowie an beiden Seiten Restaurationen; so concentrirt sich Alles um und in der Allee. Und lassen wir nun den Blick die allmälig abwärts gehende Allee entlang und über sie hinaus streifen, so gewahren wir zunächst, gewissermaßen die Allee schließend, den Springbrunnen, welcher, sein Wasser beziehend von dem in der Nähe der Dunsthöhle zu Tage kommenden Sauerbrunnen, vielleicht der einzige Springbrunnen Deutschlands ist, der von reinem Mineralwasser gespeist wird. Ueber den Springbrunnen mit Umgebung hinausblickend gewahrt das Auge zunächst im Vordergrund niedere Wiesen mit hie und da zerstreuten Bäumen und weidendem Vieh im saftigsten Grün und weit darüber hinaus, eine Stunde weit reichlich jenseits des kleinen preußischen Städtchens Lügde, schließt sich die Aussicht mit dem hohen im bläulichen Fernlicht erscheinenden Schwalenberger Wald. —

Doch ihren ganzen Reiz entfaltet die Allee erst durch das Leben und Wogen der Kurgäste in ihr. Man muß es, um die ganze Bedeutung der Pyrmonter Allee zu erfassen, erlebt haben, wie Morgens 6½ Uhr, wenn die ersten Töne des Chorals vom Orchester ertönen, auch die ersten Kurgäste in der Allee sich sammeln, und wie dann auf der Höhe der Saison kaum eine halbe Stunde vergeht, bis es zum förmlichen Gedränge in den weiten Räumen der Allee auf- und abwogt, wie dann in den Seitenalleen der Taback, das Plattdeutsch und die Nationaltrachten der Landleute vorwalten, während in der Mittelallee das bunteste Durcheinander von Jung und Alt, Vornehm und Gering aus allen Nationen nur den Einen, gleichen Zweck verfolgt, zu thun, was der Gesundheit dient. — Um 8 Uhr wieder hat sich das Gewühl verloren; bis auf einzelne Nachzüglerinnen, die von der großstädtischen Gewohnheit des späten Aufstehens nicht lassen können, sitzt bereits das ganze Kurpublikum beim Morgenkaffee, und die Allee steht fast verwaist da, bis sie in den Nachmittagsstunden gleichsam zu neuem Leben erwacht. Denn um 3 Uhr ruft Musik und Kaffee die Welt wieder in großen Mengen zu den schattigen Sitzen der Allee und dies Mal entfaltet sich eine buntere Mannichfaltigkeit noch, denn die Morgentoilette ist der gewählteren des Tages gewichen. — Nachdem um 5 Uhr die Musik geschwiegen, kommt für Viele wieder eine Stunde der Pflichterfüllung durch abendliches Brunnentrinken, und, da dann ein Theil Thaliens Tempel, ein anderer die weitere Natur aufsucht, wird wieder die Allee leer, bis sie an mehreren Wochentagen noch einmal zu späterer Abendstunde sich füllt, da mehrmalige Abendmusik an schönen Sommerabenden in der Allee zu den angenehmsten Vergnügungen der Fremden gehört. Ein Mal während der Saison entfaltet die Unterhaltung einen ganz besonderen Glanz, indem dann eine glänzende Illumination der Allee einen Anblick gewährt, wie er von dem Eindrucke selten anderswo geboten werden dürfte. — Doch, es wird Zeit, daß wir die Allee verlassen, und daß ich zu anderen Punkten von Pyrmont den Fremden führe. Wir wenden uns rechts von der Fontaine, biegen dann links über die Brücke, von der herab wir den Reichthum an Fischen betrachten in dem Wasser, welches uns in wenigen Minuten längs der Schloßstraße zum

Fürstlichen Schlosse

führt. Gleich fern in seinem Aeußern vom Imposanten wie in seinem Innern vom besonderen Luxus und Eleganz, macht dies kleine Schloß, das öfter dem regierenden Fürsten zur Sommerresidenz dient, einen behaglich-freundlichen Eindruck, und gewährt bald dem Beschauer die Ueberzeugung, daß es den Ansprüchen, die frühere Jahrhunderte an einen befestigten Wohnsitz machten, genügt haben wird. Auf einem Terrain, das früher den Namen „Speckholz" trug, wurde das Schloß im Jahre 1526 vom Grafen Friedrich von Spiegelberg erbaut; sein Sohn und Nachfolger Philipp und dessen Schwester Ursula mit ihrem Gemahl, Grafen Herrmann Simon zur Lippe erweiterten und befestigten den Bau, welcher während des dreißigjährigen Krieges eine viermalige Belagerung erlitten hat, nämlich 1629, 1633, 1636 und zuletzt im Jahre 1646; zweimal war das Schloß in Hochstift-Paderbornschen Händen und zweimal ist es mit Hülfe der schwedischen Waffen dem Hause Waldeck restituirt worden. Im Jahre 1706 wurde das alte Schloß abgebrochen und von dem Fürsten Friedrich Anton Ulrich ein neues erbaut. — Ein Gang durch das Hauptvordergebäude hindurch auf den Schloßwall wird belohnt durch den Anblick einer auf demselben stehenden Linde, die bei dem hohen Alter, auf welches der Umfang des Stammes und die Größe der durch Ketten zusammengehaltenen Zweige deuten, ganz besonders wohl erhalten erscheint. Im Innern des Schlosses wird der Besucher mit Interesse mehre Gemälde von Joh. Heinr. und Friedrich Tischbein betrachten und sich eine Interesse erregende Bettstelle des Grafen von Gleichen zeigen lassen. Wir verlassen das Schloß jetzt, freuen uns, während wir denselben Weg am Schloßgraben zurückkehren, über die freundlich vor uns etwas zur Linken über die Anlagen herüberblickende Spitze des Schellenbergs und biegen dann in

die Anlagen

ein. Ehe wir rechts und links uns umsehen, verfolgen wir zunächst den geradeaus führenden Weg, der nicht nur von den vielen üppigen Alleen Pyrmonts eine der schönsten an und für sich ist, sondern auch durch die Blicke, die sie darbietet, bemerkenswerth ist. Vor uns liegt in nicht allzuweiter Ferne der Bomberg, der gegen 1000 Fuß über dem Meere gelegen ist, und gleichsam als ferne Fortsetzung dieser Allee einen zickzackförmigen Weg für Fußgänger, den sogenannten Schlangenweg, hat. Wenden wir uns um in dieser Allee, und richten den Blick nach der entgegengesetzten Seite, so fällt derselbe auf ein früheres Franziskanerkloster der benachbarten preußischen Stadt Lügde, weshalb diese Allee den Namen Klosterallee führt. Zu beiden Seiten der Allee gewahrt das Auge geschmackvolle Anlagen, frische Rasen und einen Baumschlag, wie man ihn selten von solcher Ueppigkeit trifft. An der Stelle, wo diese Klosterallee gekreuzt wird von einer breiteren, auf die Hinterseite des Kursaales zuführenden Allee, finden wir zur Rechten, unmittelbar an das Ende des Stahlbadehauses grenzend, eine kleine von einem Grafen Hatzfeld geschenkte katholische Kapelle für die kleine katholische Gemeinde des Orts und für die zahlreichen Katholiken unter den Kurgästen. Pyrmont selbst ist fast ganz protestantisch, jedoch finden sich außer ziemlich vielen Juden auch vereinzelte Quäker hier und in dem nahen Friedensthal, die ihre jetzt während der Saison dem englischen Gottesdienste überlassene Kirche und Kirchhof weiter aufwärts an der linken Seite der Fortsetzung der Klosterallee haben, während der Friedhof der ziemlich zahlreichen jüdischen Gemeinde schräg gegenüber an der entgegengesetzten Seite gelegen ist.

Auf diese Weise sind wir dem Ausgangspunkte zu diesem unseren ersten Rundgang, dem Brunnenhause, ziemlich nahe gekommen, und können von da aus einen zweiten Gang in

die Stadt Pyrmont

machen. Wir wenden uns zuerst in die gerade vor uns liegende vom Brunnenhause zum Dorfe Oesdorf führende Brunnenstraße, die gewiß einem Jeden als eine ungemein freundliche entgegentreten wird. Wer das breite Trottoir, wer die verschiedenen zierlichen Bäume, zum Theil Kugelakazien und Pyramideneichen, die auf kleinen mit Blumen gezierten Rasen das Trottoir von der Fahrstraße trennen, betrachtet und wer dann einen Blick wirft auf die freundlichen, sauberen, zum Theil eleganten Logirhäuser zu beiden Seiten und die mit vieler Sorgfalt vor fast allen Häusern etablirten Sitze und auf die gemüthlichen Kaffeescenen darauf, der wird nicht anders können als bekennen, den Eindruck großer Behaglichkeit und Freundlichkeit von Pyrmont erhalten zu haben. Vor zwei Jahrhunderten sah es noch anders aus an der Stelle, wo jetzt die Brunnenstraße liegt. Eine alte Schrift erzählt, daß vor dem Jahre 1668 zwischen dem alten Dorfe Oesdorf und dem Brunnen auf 600 bis 800 Schritte keine Häuser standen, sondern daß nur ein schmaler Fußweg über eine feuchte morastige Wiese zum Brunnen geführt habe. Nachdem aber im Jahre vorher fast ganz Oesdorf abgebrannt sei, habe Fürst Georg Friedrich im Jahre 1668 die Brunnenstraße anlegen lassen. Denselben für die Brunnenstraße geschilderten Charakter und Typus finden wir wieder, wenn wir uns durch die bescheidene beim Hôtel zur Krone abgehende Altenaustraße auf den durch eine in der Mitte desselben aufgestellte schöne Vase kenntlichen, Altenauplatz begeben, sowie wenn wir der Altenaustraße folgend zu dem durch Neubauten sich auszeichnenden Kaiserplatz gelangen, welchem das Denkmal bestimmt ist, das man den gefallenen Kriegern zu setzen beabsichtigt. Ingleichen findet man denselben Charakter wieder sowol in dem Theile, welcher hinter der Fontaine beginnt und als Schloßstraße zum Schlosse führt, sowie in der geraden Straße, welche als Kirchstraße zur Kirche führt, welche sogleich als Ausgangspunkt unseres dritten Rundganges dienen soll. — Vorher möchte ich mir jedoch einige Worte noch gestatten über die Vase, welche ich beim Altenauplatze erwähnte. Die Vase wurde von Professor Drake seiner Vaterstadt Pyrmont geschenkt, und umgiebt die Vase dasselbe Basrelief, welches sich im Original an dem Denkmale findet, welches die Berliner Friedrich Wilhelm dem Dritten im Thiergarten errichteten. Beiläufig sei an dieser Stelle dem Leser erzählt, wie reich das kleine Waldeck-Pyrmont an großen Künstlern gewesen ist; ich nenne von Solchen, deren Wiege in diesem Lande stand, Rauch, Kaulbach, Drake. Ich fordere nun meine Leser auf mit mir einen dritten und letzten Gang

in nächster Peripherie um Pyrmont herum

zu machen. Wir steigen die Kirchstraße heran und wählen die Kirche zum Ausgangspunkt. Wie man sich sofort beim Austritt aus dem Bahnhofe nach seiner Ankunft in Pyrmont freut des schönen über dem freundlichen Ort imponirend gelegenen Baues, dessen Plan von Orth in Berlin entworfen ist, so tritt der nunmehr fast vollendete Bau, über den es nur Eine Stimme giebt, jeden Augenblick von verschiedenen Seiten dem Wanderer entgegen. — Nachdem wir uns an dem Anblick der Kirche erfreut haben, verfolgen wir die Fahrstraße, in welche wir nach wenigen Schritten Steigens gelangen, nach rechts östlich und betrachten die

Dunsthöhle.

Nachdem die hier Statt findende Kohlensäureausströmung zuerst von Arbeitern beim Sandsteinbrechen bemerkt worden war, machte sich der Brunnenarzt Seip darum verdient, diese Merkwürdigkeit dem Publikum zugänglich zu machen, indem er sie 1720 ausbauen und 1737 renoviren ließ, worüber lateinische Inschriften am Baue selbst Kunde geben; ihre jetzige Gestalt erhielt die Dunsthöhle im Jahre 1810. Der einfache Vorgang in dieser Höhle ist, daß an dieser Stelle, nicht wie bei den Quellen mit Wasser, sondern ohne gleichzeitig zu Tage tretendes Wasser, kohlensaures Gas aus dem Erdboden hervorströmt. Da das Gas zu verschiedenen Zeiten in sehr verschiedener Quantität hier hervorströmt und seiner specifischen Schwere gemäß sich nicht gleich in der umgebenden Luft vertheilt, steht es hier in sehr verschiedener Höhe, so daß man bald in der durch eine Thür verschlossenen Höhle selbst sich tief gegen die Erde bücken muß, um das Gas wahrzunehmen, bald dagegen der

Eintritt in das halbkreisförmig um die Grotte gezogene Geländer durch das dieses selbst überragende Gas verwehrt wird. Deshalb sind warnende Tafeln an der Treppe angebracht, und für die Sommerzeit ist ein Wächter angestellt, welcher von dem jeweiligen Stande des Gases unterrichtet ist und zugleich gern bereit ist zu demonstriren, wie brennendes Stroh sogleich erlischt in der Kohlensäureschicht, die den zum Verbrennungsprozeß erforderlichen Sauerstoff nicht liefert, sowie er ferner die specifische Schwere des kohlensauren Gases daran demonstrirt, daß er Seifenblasen in die Dunsthöhle wirft, die dann, weil sie sammt der in ihnen enthaltenen Luft leichter sind als die Kohlensäure, nur bis zur Höhe der Dunstschicht sich senken. — Wie das an das Athmen von sauerstoffhaltiger Luft gebundene thierische Leben leicht erlischt, wenn die Thiere in die Dunstschicht gelangen, zeigen nicht nur die in der Regel in größerer Anzahl dort gefundenen todten Insekten, sondern auch Vögel, die diese erhaschen wollten und dabei den Tod fanden. Es ist wohl charakteristisch, daß es gerade die beiden Thierklassen, die so recht eigentlich Luftthiere sind und ihr Element am wenigsten entbehren können, sind, die vorzugsweise bestimmt sind, hier ihren Tribut zu liefern.

Nicht die Pyrmonter Dunsthöhle, nicht die schon den Alten bekannte, von Plinius beschriebene Hundsgrotte, grotta del cane, bei Neapel, sind die einzigen freien Kohlensäureausströmungen auf der Erdoberfläche; ohne Zweifel kommt deren eine sehr große Anzahl vor und nicht gering ist die Zahl der bereits bekannten, von denen ich einige der hauptsächlichsten dem Leser nennen will. Die alte am Rhein bestehende Sage, daß kein Vogel, ohne zu ersticken, über den Laacher See fliegen könne, findet ihre Erklärung darin, daß wenige Schritte von dem Ufer dieses See's sich eine Grube befindet, in der Kohlensäure frei zu Tage tritt. Viel bedeutender aber sind die eine Meile seitwärts von diesem See, bei dem Dorfe Wehr, im sogenannten Wehrer Bruch Statt findenden Kohlensäure-Ausströmungen. Bekannt ist schon seit dem Jahre 1810 der Brodelkreis bei Birnesborn; hier findet sich eine zu einem kleinen Becken erweiterte Spalte, die meistens mit etwas Regenwasser gefüllt ist; die Gasentwickelung ist hier so stark, daß man den Durchtritt des Gases 400 Schritte weit hören soll; findet sich kein Regenwasser im Becken, so entweicht das Gas mit zischendem Geräusch. Aehnliche Erscheinungen bietet der Wallerborn bei Hetzeroth. In dem Dorfe Burgbrohl ferner sind die Kohlensäureexhalationen so vielfach und stark, daß manche Keller stets mit diesem Gase angefüllt sind. Bekannt ist die Kohlensäureexhalation, welche bei Ems in dem sogenannten „Schwefelloche" Statt hat, und wunderlicher Weise hat auch die Pyrmonter Stätte der Kohlensäureexhalation vom niederen Publikum seit lange die Bezeichnung „Schwefelgrube" bekommen. Endlich nenne ich noch die Mofetten zu Latera und Sciacia in Sicilien, die Puits de Neyrac in Vevarais und die Höhle von Montjoly in der Auvergne. —

Wir verlassen nun die Dunsthöhle, um uns den Bergen zuzuwenden und mögen zuerst einige Worte über unsern alten Bekannten von der Kloster-Allee her, den 950 Fuß über dem Meere liegenden Bomberg hier Platz finden, dessen Namen man fast allgemein entstanden sich denkt durch Zusammenziehung des Wortes „boven" (oben). Ich vermuthe, daß es mit der Entstehung dieses Namens wohl noch eine andere Bewandniß haben wird, da der Begriff des „Oben" doch bei jedem Berge seine Rolle spielt. Am Fuße dieses Berges auf der Südseite lagerten im dreißigjährigen Kriege die das Schloß belagernden Paderbornschen Truppen, von welchem Umstande noch jetzt das Feld die Bezeichnung „auf dem Lager" trägt. — In östlicher Richtung von dem eben besprochenen Bomberg zieht durch einen seinen Gipfel zierenden Thurm die Aufmerksamkeit auf sich der Schellenberg, dessen Gipfel 927 Fuß über dem Meere liegt. Im Jahre 1183 wurde von Erzbischof Philipp von Cöln eine „Schellpyrmont" genannte Burg auf diesem Berge erbaut, welche bis gegen Ende des 14. Jahrhunderts von den Grafen von Pyrmont bewohnt worden ist und aus deren Trümmern zum Theil der vorhinerwähnte Thurm 1824 erbaut worden ist. Der Leser wolle sich erinnern, wie dieses Berges Erwähnung geschah, als die Entstehung des Namens Pyrmont besprochen wurde. — Näher über Pyrmont-Oesdorf in nordöstlicher Richtung gelegen ist der Königsberg, dessen Höhe 752 Fuß über dem Meere beträgt. Früher trug dieser Berg gleich dem mit Pyrmont nach Osten hin nahe verbundenen Dorfe Oesdorf den Namen Oesberg, welcher Name seit den Jahren 1744 und 1746, in denen Friedrich der Große während seiner Brunnenkuren diesen Berg mit Vorliebe besuchte, vertauscht wurde gegen den jetzt allgemein gebrauchten Namen Königsberg.

Die genannten drei sind die bekanntesten unter den nach Norden und Osten von Pyrmont gelegenen Bergen. Steigen wir zu dem an letzterem gelegenen Wirthshaus oder zu dem in gleicher Höhe an ihm gelegenen Denkmal Friedrichs des Großen an, so genießen wir schönste Aussicht und haben einen guten Standpunkt, um den gegenüberliegenden Bergen und der Emmer einen eingehenderen Blick zu widmen. Wir freuen uns des schönen saftigen Thales, welches wir von Westen nach Osten den kleinen forellenreichen Fluß, die Emmer, durcheilen sehen. Diese entspringt westlich von Steinheim (Station der Hannover-Altenbekener Eisenbahn) und Nieheim am Teutoburger Wald, um nach östlichem Laufe sich bei dem Dorfe Emmern (Station Emmerthal der genannten Bahn) unweit Hameln in das linke Ufer der Weser zu ergießen. Im Mittelalter wird dieser Fluß unter dem Namen Embrine aufgeführt; vor 1000 Jahren hieß er Ambra und es ist mehr als wahrscheinlich, daß ein Abhängigkeitsverhältniß zwischen dem Flußnamen Ambra und dem Volksnamen Ambrones, Ambern, besteht. Daß Karl der Große sein Lager an der Emmer aufgeschlagen, scheint historisch erwiesen. Verfolgen wir die Emmer durch unser Thal, so finden wir am Punkte ihres westlichen Eintritts in dasselbe das preußische Städtchen Lügde, bei dessen Aussprache das g ganz unbeachtet gelassen wird, von 2,400 Einwohnern. Das alte, fast ganz katholische Städtchen (früher Liudiki, später Liuithi, Lugethe, Lugdunum Westphaliae) zeichnet sich aus durch die im zwölften Jahrhundert erbaute Kreuzkirche mit sehenswerthen, jetzt restaurirten Wandgemälden. Es ist wahrscheinlich, daß an derselben Stelle schon zu Karls des Großen Zeiten eine Kirche gebaut worden, und es ist ziemlich erwiesen, daß Karl der Große während der Kämpfe mit den Sachsen im Jahre 784 Winterquartier in Lügde bezogen hat. Inmitten des Verlaufes der Emmer durch unser Thal sehen wir eine kleine Sammlung von Gebäuden, das Salzbadehaus, ein Gasthaus und zum früheren Salinenbetrieb gehörige Gebäude, und wird das Ganze noch als Saline bezeichnet.

Blicken wir nun von unserem Standpunkte am Königsberg auf die gegenüberliegenden Berge, so gewahren wir zunächst den Mühlenberg, so genannt nach einer auf demselben befindlichen Windmühle, die hier zu Lande verhältnißmäßig selten sind. Dieser Berg ist wesentlich höher als die bisher von uns betrachteten, nämlich 1168 Fuß, und bietet das ausgedehnte Plateau desselben recht weite und lohnende Fernsichten. —

Endlich sehen wir nun über die niedrigen im Vordergrund gelegenen Berge zwischen der Stadt Lügde und dem Dorfe Hagen in stumpfkegeliger Form herüberragen den berühmtesten Berg unserer Gegend, den 1138 Fuß hohen Herrmannsberg, an den sich die stolzesten Erinnerungen aus Deutschlands Vorzeit knüpfen. Alles deutet nämlich darauf hin, daß die sehr alten (weil ohne Cement mit einander verbundenen) Mauerreste von der Burg des Cheruskerfürsten Arminius oder Herrmann herstammen, welcher im Jahre 9 nach Christus in dreitägiger Schlacht den Varus schlug und Deutschland vom römischen Joche befreite. Daß die genannte Schlacht nicht fern von unserem Thale geschlagen wurde, darauf deuten noch eine Menge von Bezeichnungen hin, wie Kriegsbusch, Siegfeld, Heldenbach und ganz besonders Varenbusch.

Ich möchte meine Rundschauskizze nicht schließen, ohne noch

die Erdfälle

zu erwähnen. Nördlich von dem nahe bei Pyrmont, oder vielmehr an seinem Oesdorf entgegengesetzten Ende mit ihm verbundenen Dorfe Holzhausen liegen diese trichterförmigen Einsenkungen, die, woran wohl kaum zu zweifeln ist, dadurch entstanden sind, daß unterirdische Wasser auf ihrem Laufe immer mehr von dem deckenden Erdboden lösten und wegspülten, bis endlich der Erddecke die Stütze genommen wurde, die dann schließlich einstürzte und das Wasser zu Tage treten ließ. Von dem kleinsten der Erdfälle allein bestehen historische Nachweise seines Entstehens um die Mitte des 17. Jahrhunderts; nach Angabe eines Dr. Bollmann, der ums Jahr 1661 über den Pyrmonter Brunnen schrieb, soll der Einsturz mit großem Getöse und so plötzlich geschehen sein, daß ein Landmann fast mit seinem Pfluge versunken wäre. Früher waren es deutlich drei Erdfälle; durch einen Nachsturz im J. 1800 bei dem mittleren ist das Stück Landes, welches diesen von dem kleinsten trennte, sehr schmal geworden und mehr und mehr verschwunden. Den imponirendsten Eindruck bringt entschieden der oberste Erdfall, zu dem man erst etwas weiter bergan steigen muß, hervor. Eigenthümlich schön sind die steilen Wandungen mit ihrem verschiedenen Colorit, und blickt man dann auf den Wasserspiegel, der gegen 80 Fuß unter dem höchsten Punkte des Randes liegt, so hat das Ganze etwas Tief-Ernstes und Schauerlich-Schönes. — Begreiflicher Weise hat auch die Sage diesen Erdfällen, die im Munde des Volkes die Meere heißen, Manches ausschmückend angedichtet. So sollten sie eine unergründliche Tiefe haben, und doch fand man bei Messungen die Wassertiefe der oberen nur 30 und einige Fuß betragend; nichts Lebendes sollte in dem Wasser vorkommen, und doch gedeihen darin außer manchen andern Wasserthieren recht große Fische; schwefelartiger Dunst sollte bei dem erwähnten Nacheinsturz aus dem mittlern Erdfalle emporgestiegen sein u. dgl. m.

Weitere Ausflüge,

die sich dem Kurgaste von Pyrmont aus empfehlen, sind:

Ohr oder Ohrberg, ein der Familie von Hacke gehöriges schönes Gut, in 1½ Stunden auf guter Chaussee bequem zu erreichen. Gewiß wird jeder Besucher des Ohrberges auf's höchste überrascht sein durch die von ihm gebotenen Reize. Nicht nur bietet der Berg an den verschiedensten Punkten die reizendsten Nah- und Fernsichten auf die in Form eines Ohres (daher der Name) sich schlängelnde Weser, so wie auf das nicht ferne, schön gelegene Hameln; sondern der Berg selbst bietet ein Muster von Gartencultur und einen Reichthum seltner Gewächse dar, wie man nicht häufig ihn finden dürfte.

Schieder, Sommerresidenz des Fürsten von Lippe-Detmold, in einer Viertelstunde mit der Eisenbahn, und in 1½ Stunden schönsten Waldweges zu erreichen. Man findet um das Schloß herum freundliche Gartenanlagen; besonders belohnt werden diejenigen, welche sich entschließen, den auf ziemlich hohen steilem Berge gelegenen Schieder-Thurm zu ersteigen. Man findet oben ein rundes Zimmer, das aus seinen farbigen Fenstern nach allen Seiten eine weite und reizende Aussicht bietet.

Externsteine. Es ist dies eine interessante bei Horn im Fürstenthum Lippe-Detmold gelegene, aus Sandstein bestehende Felsenreihe mit zum Theil natürlichen Kammern. In der ganzen Reihe befinden sich Bogengewölbe und Bildhauerarbeiten; ein großes Relief, die Kreuzesabnahme darstellend, gehört wahrscheinlich dem 10. Jahrhundert an. Wer sich näher für die Externsteine interessirt, findet Ausführliches in: Lage, Ursprung, Namen, Beschreibung, Alterthum, Mythus und Geschichte der Externsteine von Karl Theodor Menke 1823, zu haben in der Buchhandlung von Uslar. Man erreicht die Externsteine, indem man mit der Bahn bis Bergheim fährt und von dort Wagen oder Omnibus benutzt, in ungefähr 2 Stunden.

Grotenburg und Hermannsdenkmal, in einer Stunde von Detmold zu erreichen und sehr lohnend. Nach Detmold selbst fährt man entweder mit einem Wagen und sieht sich in dem kleinen Badeort Meinberg um, oder man benutzt die Bahn bis Bergheim. Niemand wird unbefriedigt von der schönen Aussicht der Grotenburg und dem Denkmal selbst scheiden; an käuflicher Literatur über Beide fehlt es am Platze nicht.

Hameln, einer großen Zahl von Kurgästen schon von der Eisenbahnfahrt bekannt, leicht in einer halben Stunde zu erreichen, lohnt durch schönste Lage und Umgegend sehr einen Ausflug dahin.

III. Oekonomisches.

Zur Orientirung der Kurgäste lasse ich hier einige Preise der Kurabgaben, der Bäder, der Miethfuhrwerkeund Reitthiere durch betreffende Bekanntmachungen folgen, sowie die Preise der Bäder in der Wigand'schen Privatbadeanstalt.

Polizeiliche Bekanntmachungen.

Auf Grund des §. 88 der Gemeinde-Ordnung für die Fürstenthümer Waldeck und Pyrmont vom 16. August 1855 wird hiermit festgesetzt, was folgt:

§. 1. Die an den öffentlichen resp. von der Ortspolizeibehörde angewiesenen Plätzen sich aufhaltenden Droschkenkutscher haben ihre Wagen stets zur Abfahrt bereit zu stellen, und dürfen dieselben nicht verlassen. Es ist ihnen untersagt, während der Fahrt zu rauchen, und haben dieselben sich überhaupt aller Zudringlichkeiten gegen das Publikum durchaus zu enthalten.

§. 2. Bezüglich der für die Droschkenfuhrwerke zu zahlenden Preise ist eine besondere Taxe nebst Ausführungs-Bestimmungen erlassen, welche für den Gewerbebetrieb mit dem Miethsfuhrwerk maßgebend sind. Ein polizeilich gestempeltes Exemplar dieser Taxe, welches mit dem Namen des Fuhrwerksbesitzers versehen ist, muß in jeder Droschke oder in jedem Omnibus am Rücksitz so aufgehängt sein, daß es abgenommen werden kann.

§. 3. Uebertretungen dieser Polizei-Verordnung werden mit Geldstrafe bis zu 15 M. oder im Fall des Zahlungs-Unvermögens mit entsprechender Haft geahndet.

Gegenwärtige Verordnung tritt am 15. Mai cr. in Kraft.

Pyrmont, den 1. Mai 1876.

Der Bürgermeister: Trinius.

Taxe für die Miethfuhrwerke der Städte Pyrmont u. Lügde.

Auf Grund der §§. 37 u. 76 der Gew.-Ordn. für das Deutsche Reich vom 21. Juni 1869 und in Uebereinstimmung mit den Gemeindebehörden der Städte Pyrmont und Lügde wird rücksichtlich der Miethfuhrwerke hiermit Folgendes bestimmt:

1. Nur Derjenige darf auf den öffentlichen Straßen und Plätzen der Städte Pyrmont und Lügde incl. dem Bahnhofe Wagen zu Jedermanns Gebrauch bereit halten, welcher hierzu eine auf seinen Namen lautende schriftliche Erlaubniß der Polizeibehörde des Bezirks hat, in dem er das Gewerbe ausüben will. Den Erlaubnißschein hat

der Kutscher stets bei sich zu führen und den Polizei-Executivbeamten auf Erfordern vorzuzeigen.

2. Kinder unter 2 Jahren sind frei, sofern dieselben keinen besondern Fahrplatz einnehmen und auf dem Schoße gehalten werden. Für Kinder von 2 bis 10 Jahren ist die Hälfte des Fahrpreises zu bezahlen.

3. Gewöhnliche Reisesäcke, Handkoffer ꝛc., nicht über 60 Ctmtr. lang und 30 Ctmtr. hoch, sind frei. Für einen Koffer, ein Collo oder ähnliches Gepäck, soweit sich solches zur Beförderung durch das betreffende Fuhrwerk eignet, sind 25 Pf. außer der Taxe zu zahlen.

4. Außer der Taxe dürfen Trinkgelder nicht gefordert werden — Etwaige Chausseegelder für den Hin- und Rückweg muß der Fahrgast zahlen.

5. Die Beaufsichtigung des Fuhrwesens und namentlich auch die Schlichtung von Streitigkeiten zwischen den Kutschern und dem Publikum, und die Prüfung und Erledigung der letztern liegt den Polizei-Executivbeamten, sowie auf dem Bahnhofe auch den Bahnpolizeibeamten ob. Die Kutscher haben sich den Anordnungen derselben, vorbehaltlich der Entscheidung der zuständigen Ortspolizeibehörde, sofort zu fügen.

6. Im Uebrigen sind die Fahrpreise nach folgendem Tarif zu entrichten:

A. Tourfahrten. Vom Bahnhof nach Pyrmont oder Lügde, oder umgekehrt für 1—4 Personen Einspänner 1 M. 50 Pf., Zweispänner 2 M., desgleichen im Omnibus à Person 50 Pf.

B. Badefahrten. Für eine Fahrt nach dem Salzbade (bei welcher der Droschkenkutscher verpflichtet ist, den betreffenden Badegast in einer Stunde wieder abzuholen) für 1—4 Personen Einspänner 1 M. 50 Pf., Zweispänner 2 M., für die darauf folgende Viertelstunde mehr, Einspänner 40 Pf., Zweispänner 50 Pf. Soll der Droschkenkutscher länger wie eine Viertelstunde warten, so ist dies vorher zu vereinbaren.

C. Zeitfahrten. Für eine einstündige Fahrt für 1—4 Personen Einspänner 2 M., Zweispänner 3 M.

Die nach Stunden berechneten Preise gelten für Spazierfahrten; bei Fahrten von längerer Dauer ist der Preis vorher zu vereinbaren. Für Bergfahrten (außer nach dem Königsberge) ist obige Taxe nicht maßgebend und bedarf es hierbei ebenfalls der vorherigen Vereinbarung.

Pyrmont und Lügde, den 9. Mai 1876.

Die Bürgermeister: H. Trinius. Pelster.

Taxe der Reitthiere.

Es ist zu zahlen:

Für 1 Pferd Vormittags 1 Stunde	1 Mk.	50 Pf.	
Für jede weitere Stunde . .	— „	75 „	mehr.
Für 1 Pferd Nachmittags 1 Stunde	2 „	— „	
Für jede weitere Stunde . .	1 „	— „	mehr.
Für 1 Esel Vormittags 1 Stunde	— „	80 „	
Für jede weitere Stunde . .	— „	40 „	mehr.
Für 1 Esel Nachmittags 1 Stunde	1 „	— „	
Für jede weitere Stunde . .	— „	50 „	

Vormittags begreift die Stunden von 7—12 Uhr, Nachmittags von 2—8 Uhr.

Jede angefangene Stunde wird für voll berechnet.

Für die Mühewaltung der Treiber resp. Führer ist ein Trinkgeld zu zahlen; die Höhe desselben bleibt dem Ermessen der Reitenden überlassen.

Regulativ über die Erhebung der Kurabgaben in Pyrmont.

Ueber die Erhebung der Kurabgaben, welche unter einer besonderen Verwaltung stehen und lediglich zu Kurzwecken, insbesondere zur Unterhaltung der Musik, der Anlagen, der Kursäle, des Lesekabinets u. s. w. verwendet werden, ist Folgendes bestimmt:

§. 1. Jeder Fremde, mit Ausnahme der im §. 4 genannten Personen, welcher sich in Pyrmont, Oesdorf, oder Holzhausen während der Zeit vom 15. Mai bis incl. 15. September aufhält, ist zur Zahlung der Kurabgabe verpflichtet.

§. 2. Dieselbe beträgt:

Für 1 Person . . . . 10 Mark
Für eine Familie von 2 Personen . . 15 Mark
Für jedes weitere Mitglied der Familie 5 Mark mehr.

Landleute zahlen:

Für 1 Person . . . . 2 Mark
Für eine Familie von 2 Personen 3 Mark
Für jedes weitere Mitglied der Famlie 1 Mark 50 Pf. mehr.

§. 3. Als zur Familie gehörend werden angesehen: Ehegatten und deren Kinder und Pflegekinder, soweit dieselben noch nicht selbstständig sind und zum Haushalte der Familie gehören.

Kinder unter 12 Jahren und Dienstboten bleiben außer Ansatz. Als Landleute sind nur solche Personen anzusehen, welche durch ihre Verhältnisse und ihr Auftreten sich als dem bäuerlichen Stande angehörend bezeichnen.

§. 4. Von der Zahlung der Kurabgabe befreit sind:

a. Fremde, deren Aufenthalt nicht 7 Tage übersteigt, und Personen, welche bei bekannten oder verwandten Familien in Pyrmont, Oesdorf oder Holzhausen vorübergehend zum Besuche sind, ohne den Brunnen zu trinken oder zu baden.

b. Practicirende Aerzte, deren Frauen und Kinder.

c. Personen, welche mit einem Armenatteste ihrer Heimathsbehörde versehen sind.

d. Active Soldaten vom Feldwebel abwärts.

§. 5. Gegen Zahlung der Kurabgabe erhalten die Kurfremden Kurkarten, und zwar eine Hauptkarte und eventuell so viele Beikarten, als Personen vorhanden sind, für welche als zur Familie gehörig, die Sätze des §. 2 gezahlt sind.

Die Karten legitimiren:

a. zur Benutzung der Trinkquellen, der Badeanstalten, zum Besuche der Anlagen und Nebenalleen, sowie

b. der Hauptallee, der Kursäle, des Lesezimmers und der Kurbälle und des mit Nr. 1 bezeichneten Tisches für das Salzwasser 2c. in der Wandelbahn, nach Maßgabe der bestehenden Reglements.

Die Landleute sind nur zur Benutzung der sub a. angeführten Einrichtungen und des Tisches Nr. 2 durch die Karten legitimirt.

Die von der Kurabgabe befreiten Personen erhalten Freikarten, welche dieselbe Berechtigung gewähren, als die gegen Zahlung verabfolgten Karten.

§. 6. Jeder Kurfremde hat die Karte zu seiner Legitimation bei sich zu führen und auf Verlangen der bei den Quellen, in den Alleen und Anlagen, in den Badehäusern, in den Kursälen und dem Lesezimmer fungirenden Beamten vorzuzeigen.

§. 7. Die Bestimmungen der Bekanntmachung vom 15. Mai 1875 sind hiermit aufgehoben.

Pyrmont, den 15. Mai 1876.

Fürstl. Waldeck'sche Brunnendirection: v. Gerßdorff.

Preise der Bäder in den Badeanstalten zu Pyrmont.

Die Preise der Bäder und Douchen, einschließlich der für die zu jedem Bade gehörende, aus einem Laken zum Abtrocknen und einem Laken zum Auftreten bestehende Wäsche, jedoch ausschließlich der Trinkgelder für die Bedienung, sind:

I. im Stahlbadehause:

a.	für ein Wannenbad	1 Mk.	50 Pf.	resp. 2 Mk.*)
b.	= = Sitzbad	— =	50 =	
c.	= = Tropfbad	— =	30 =	
d.	= die große Douche	— =	80 =	
e.	= = Hand= u. anderen Douchen	— =	50 =	

*) Vom 15. Juni bis 31. August incl. tritt im Stahlbadehause ein Zuschlag von 50 Pf. für jedes Wannenbad, welches in den Stunden von 9 bis 12 Uhr Vormittags abgegeben wird, ein.

II. im Salzbadehause:

a.	für ein Wannenbad	1 Mk.	50 Pf.
b.	„ „ Sitzbad	— „	50 „
c.	„ „ Tropfbad	— „	30 „
d.	„ die große Douche	— „	80 „
e.	„ „ Hand- und anderen Douchen	— „	50 „

Pyrmont, den 15. Mai 1875.

Fürstliche Brunnendirection.

Anhang zum Bade-Reglement.

Zu einem jeden Bade in beiden Badehäusern wird ein reines Badelaken gegeben. Um den Badenden in Fällen, in denen die Umstände die Verwendung von mehr wie einem Laken oder von einem Handtuche wünschenswerth machen, Gelegenheit zu geben, weitere Laken oder Handtücher zu erhalten, werden Laken zum Preise von 15 Pfennig, Handtücher zum Preise von 10 Pfennig pro Stück geliefert. Die betreffenden Marken werden in den Bureaux der Badehäuser verabfolgt, und nur gegen Abgabe derselben dürfen die Bademeister die verlangten weiteren Laken oder Handtücher verabreichen.

Pyrmont, den 15. Mai 1876.

Fürstliche Brunnendirection: v. Gerßdorff.

In der Wigand'schen Privatbadeanstalt sind die Preise der Bäder einschließlich der für die zu jedem Bade gehörenden, aus einem Laken zum Abtrocknen und einem

Laken zum Auftreten bestehenden, Wäsche, jedoch ausschließlich der Trinkgelder für die Bedienung:

a. für ein Moorbad einschließlich des Spülbades ist zu zahlen:

1. wer nur ein Bad nimmt . .	3	Mk.	— Pf.
2. wer das Bad zweimal benutzt für jedes Bad	2	"	50 "
3. wer das Bad drei oder mehrere Male benutzt für jedes Bad	2	"	25 "

b. für ein Fichtennadel-, Salz-, Kleien-, Malz- und Lohebad	1	Mk.	50 Pf.
c. für ein gewöhnliches Wasserbad .	1	"	— "
d. für ein Sitzbad	—	"	50 "
e. für mehr als einen Zusatz werden pro Bad je berechnet	—	"	50 "

Das Trinkgeld für Bedienung rc. wird an den Bademeister resp. die Badefrau selbst entrichtet.

Pyrmont, im Mai 1872.

J. Wigand, Brunnencommissair a. D.

Druck von A. Haack in Berlin.